El arte de la curación

Dr. Bernie S. Siegel

El arte de la curación

*Descubre tu sabiduría interior
y tu extraordinario potencial de autocuración*

Dr. Bernie S. Siegel
con la colaboración de Cynthia J. Hurn

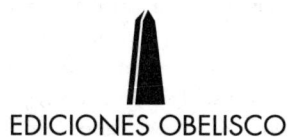

EDICIONES OBELISCO

Si este libro le ha interesado y desea que le mantengamos informado de nuestras publicaciones, escríbanos indicándonos qué temas son de su interés (Astrología, Autoayuda, Ciencias Ocultas, Artes Marciales, Naturismo, Espiritualidad, Tradición…) y gustosamente le complaceremos.

Puede consultar nuestro catálogo en www.edicionesobelisco.com.

Colección Espiritualidad y Vida interior
El arte de la curación
Dr. Bernie S. Siegel

1.ª edición: mayo de 2015

Título original: *The Art of Healing*

Traducción: *Raquel Mosquera*
Maquetación: *Marga Benavides*
Corrección: *M.ª Jesús Rodríguez*
Diseño de cubierta: *Enrique Iborra*

© 2013, Bernie S. Siegel, MD
Primera edición publicada en Estados Unidos por New World Library
(Reservados todos los derechos)
© 2015, Ediciones Obelisco, S. L.
(Reservados los derechos para la presente edición)

Edita: Ediciones Obelisco, S. L.
Pere IV, 78 (Edif. Pedro IV) 3.ª planta, 5.ª puerta
08005 Barcelona - España
Tel. 93 309 85 25 - Fax 93 309 85 23
E-mail: info@edicionesobelisco.com

ISBN: 978-84-16192-70-0
Depósito Legal: B-11.599-2015

Printed in Spain

Impreso en España en los talleres gráficos de Romanyà/Valls S. A.
Verdaguer, 1 - 08786 Capellades (Barcelona)

Reservados todos los derechos. Ninguna parte de esta publicación, incluido el diseño de la cubierta, puede ser reproducida, almacenada, transmitida o utilizada en manera alguna por ningún medio, ya sea electrónico, químico, mecánico, óptico, de grabación o electrográfico, sin el previo consentimiento por escrito del editor. Diríjase a CEDRO (Centro Español de Derechos Reprográficos, www.cedro.org) si necesita fotocopiar o escanear algún fragmento de esta obra.

Agradecimientos

Agradezco el trabajo de Cindy Hurn y Georgia Hughes, así como la ayuda de mi agente, Andrea Hurst, en la creación de este libro.

También debo agradecer a los que han sido mis maestros y profesores de la vida: mi esposa, Bobbie; nuestros hijos, Jonathan, Jeffrey, Stephen, Carolyn, Keith y sus familias; y todos mis amigos de cuatro patas, que son demasiado numerosos para enumerarlos.

Dr. Bernie S. Siegel

Introducción

Las grandes cuestiones

Y por lo tanto, para que la cabeza y el cuerpo estén bien, tienes que empezar por curar el alma; eso es lo primero.[1]

PLATÓN

Ayer fui a renovar mi permiso de conducir. Esperaba encontrar las colas y la larga espera habitual con todo el mundo deseando poder salir de allí, así que no me apetecía nada la idea. Pero poco después de mi llegada, una mujer en el mostrador gritó mi número. Miré a mi alrededor, sorprendido. Muchas de esas personas habían esperado mucho más tiempo que yo; tenía que ser el turno de otro. Pero ella gritó mi número por segunda vez, así que me acerqué.

Tan pronto como llegué al mostrador, una sonrisa de reconocimiento se dibujó en su cara. Resultó que había operado a su madre hace muchos años. Pasamos un rato maravilloso hablando y ella compartió conmigo lo bien que estaba su madre. Cuando me iba, todavía me daba las gracias por haber ayudado a su madre a curarse. No se estaba refiriendo a la cirugía o la quimioterapia. Estaba hablando de la *vida* de su madre. Imagínatelo. No se trataba de su cuerpo físico o de la enfermedad; se trataba de las cosas que hicieron que la vida de su madre fuera significativa. Cuando salí de allí, me sentí realmente bien. Nuestro encuentro no había sido algo casual. Fue un regalo. Las coincidencias no existen.

Lo que voy a compartir, lo que me llevó a una nueva comprensión de la naturaleza de la vida, no proviene de mis creencias, sino de mi experiencia personal y mi trabajo con pacientes y sus familias. Mi actitud de mantener una mente abierta me permitió obtener mucho más de mis experiencias y ser un mejor sanador que aquellos de la profesión que dicen que no pueden aceptar lo que no pueden entender o explicar. Si no buscamos el conocimiento no aprendemos; perdemos la oportunidad de vivir nuestras vidas de una manera creativa. Así que nunca dejé de plantear las cuestiones importantes. ¿A qué me refiero con las cuestiones importantes?

Las preguntas que debemos hacernos son: ¿Cómo se hace visible lo invisible? ¿Qué parte de nuestro ser todavía ve cuando salimos de nuestro cuerpo físico en una experiencia cercana a la muerte? ¿Cómo sabemos intuitivamente los planes que nuestra mente inconsciente está creando? ¿Cómo se comunican los clarividentes y los médiums con personas y animales, ya estén lejos o muertos? ¿De qué manera el conjunto de las células del cuerpo habla con la mente consciente sobre sus necesidades y su salud? Y ¿cuál es el lenguaje de la creación y del alma?

Cuando hablo de invisible me refiero a lo que se encuentra dentro de nuestro cuerpo físico, mental, emocional y psíquico. La mayoría de nosotros percibimos nuestra armonía interior o la falta de ella mediante estados de ánimo, sentimientos y síntomas, y confiamos en los exámenes médicos y pruebas de laboratorio para saber lo que está sucediendo dentro del cuerpo. Pero imagínate si fuéramos capaces de saberlo *antes* de que una aflicción física o crisis emocional nos despertara. Estaríamos mucho más sanos y nuestra vida sería mucho más plena. Debido a la limitada formación médica de los médicos, rara vez tenemos la opción de aprender acerca de la verdadera causa de la enfermedad. Y aun así, es posible prevenir la enfermedad y la crisis emocional.

Si destapamos nuestro inconsciente podemos ser guiados por un conocimiento más profundo. Las prácticas y técnicas para ir hacia adentro nos permiten comunicarnos y aprender de la inteligencia superior, tanto si elegimos hacerlo a través de dibujos espontáneos, los sueños, la meditación, ejercicios de respiración o cualquier otra práctica que nos sitúe en el ámbito curativo de nuestra sabiduría interior.

La comunicación con la inteligencia superior no sólo es posible, sino que también sucede durante todo el tiempo, tanto si somos conscientes de ello y sintonizamos con ella como si no. La misma inteligencia que permite que las células se comuniquen dentro del cuerpo humano es inherente a todas las formas de vida. Se caracteriza por su fluidez y se mueve tanto con intención como abandono, atravesando todas las barreras de la materia, el tiempo y el espacio. Nos sirve de maneras que a menudo parecen una coincidencia. Acontecimientos inexplicables, sanaciones, socorrismo o mensajes reconfortantes aparecen justo en el momento que los necesitas, como me pasó a mí ayer, cuando la espera para renovar mi permiso de conducir se truncó y terminó con el regalo de la gratitud.

Para estar receptivo a esta comunicación, tanto si se presenta a través de símbolos o palabras, debes relajar tu mente, como si fuera un estanque tranquilo, sin turbulencias que oscurezcan sus reflexiones. El día de hoy ha sido un buen ejemplo. Yo soy el cuidador de mi esposa, Bobbie, que vive con esclerosis múltiple desde hace varias décadas. Hay días en que estoy tan ocupado con sus cuidados y otras responsabilidades que me siento abrumado por todo. A veces es un desafío amar mi destino y aprender la lección de la compasión. Mientras que he dedicado la mayor parte de mi vida a curar a la gente, les he animado a cuidar de sí mismos del mismo modo en que cuidan de los demás. Pero aplicarse el sermón puede ser difícil cuando estás proporcionando cuidados a largo plazo a alguien a quien amas. Es fácil olvidar que tú también tienes necesidades.

Esta mañana, he llevado a los perros a pasear a uno de mis lugares favoritos. El cementerio que hay cerca de nuestra casa tiene varios siglos de antigüedad. Está en las afueras y rara vez me encuentro a alguien allí, a menos que sea el aniversario de la muerte de alguien o se esté llevando a cabo un funeral. Como el cementerio es muy tranquilo, puedo dejar que los perros corran. Para mí es como una meditación mientras camino y para ellos es una aventura. Los perros son maestros en vivir el momento. Hoy descubrieron algo en el suelo, no cerca de una tumba, sino junto a la carretera. Me acerqué y lo recogí. Era un pequeño oso de peluche blanco con el mensaje *Ámame* en su pecho. El oso estaba muy limpio y sin marca alguna, como si acabara de salir de la estantería de la tienda. Miré alrededor del cementerio; no había ni una persona a la vista. Leí las palabras de nuevo en voz alta: *Ámame*. Me sentí como si alguien lo hubiera puesto ahí sabiendo que ése era el mensaje que necesitaba. Fue un regalo. Guardé el oso en mi bolsillo y me lo llevé a casa.

Coincidencias aparentes como ésta suceden exactamente cuando más se las necesita. Cuando te permites momentos de tranquilidad aumenta la posibilidad de recibir mensajes de amor y apoyo. El osito ahora está en la mesa de la cocina con otros osos de peluche que he encontrado. Creo santuarios con ellos en nuestra casa para proporcionarme terapia durante todo el día.

El lenguaje de la creación y el alma se expresa de muchas maneras, a veces con un sutil susurro, otras veces hablado con tanta claridad que es difícil dudar, y mucho menos ignorarlo. Yo solía ser un escéptico por mi falta de conocimiento; no estaba entrenado para mirar a través de otra lente. Pero, con el tiempo, aprendí a abrir mi mente a otras formas de comunicación y posibilidades. Una persona localizó a nuestro gato perdido en Connecticut mientras estaba en California mediante la comunicación intuitiva con animales. He tenido una experiencia cercana a la muerte a partir de la cual aprendí que somos algo más que nuestros cuerpos. He tenido experiencias de vidas pasadas y he recibido mensajes de pacientes muertos a través de médiums. Incluso he escuchado las voces de los muertos hablándome. No he buscado ninguna de estas experiencias, pero las he vivido. En lugar de negar la realidad de estos hechos sobre la base de que no los podía entender, busqué, al igual que los astrónomos y los físicos, aceptar lo que había experimentado, explorar lo invisible y comunicarme con ello.

El psicoterapeuta Ernest Rossi ha observado que «nuestras experiencias, sensaciones, pensamientos, imágenes, emociones y comportamientos cada día y cada hora de nuestra vida pueden modular la expresión genética y la neurogénesis en modos que realmente pueden cambiar la estructura física y el funcionamiento de nuestro cerebro».[2] Lo que quería decir es que tu mente es como un mando a distancia con un número infinito de canales para elegir (la conciencia superior), y tu cuerpo es como la pantalla del televisor que reproduce lo que los canales sintonizan. Si te limitas a los canales aceptados por sus compañeros, tu vida se reducirá a mantenerte dentro de los límites de su disciplina, y tu grado de éxito se basará en la cantidad de reconocimiento que hayas logrado. Dicho de otro modo, si prestas atención al canal del dinero en lugar del canal espiritual, tu vida se centra en las cosas materiales y tu grado de éxito se basa en lo que hayas acumulado. Si prestas atención al canal espiritual, tu vida entonces se centra en mejorar el mundo y tu grado de éxito se basa en lo que hayas hecho para mejorar tu vida. Ya no te riges por las normas y regulaciones sociales, políticas y religiosas. Tu vida, que fue un regalo de Dios para ti, se convierte en tu regalo para Dios a través de tus acciones.

La conciencia se puede experimentar como un campo universal que nos afecta a todos, y los estudios realizados por físicos cuánticos lo han comprobado. Libros como *The Psychobiology of Gene Expression* de Rossi dan una idea del proceso por el cual funciona la mente universal. Rossi se refiere a una forma de inteligencia que se comunica a través de cambios en nuestros genes. Él escribe: «Esta clase especial de genes [genes tempranos inmediatos] puede responder a estímulos psicosociales y acontecimientos significativos de la vida de una manera adaptativa en cuestión de minutos. Los genes tempranos inmediatos han sido descritos como los mediadores recién descubiertos entre la naturaleza y la educación: reciben señales del entorno para activar genes que codifican la formación de proteínas, que a su vez llevan a cabo las funciones adaptativas de la célula en la salud y la enfermedad. Los genes tempranos inmediatos integran la mente y el cuerpo; tienen un papel clave en la medicina psicosomática, la curación de la mente y el cuerpo y las artes terapéuticas».[3]

Si te resulta difícil creer que los genes pueden actuar para comunicar mensajes importantes que inician respuestas inmediatas de supervivencia, piensa en cómo las bacterias aprenden a resistir a los antibióticos, cómo los virus resisten los antivirales, cómo las heridas de los seres vivos se curan, cómo los seres vivos resisten parásitos y mucho más. Todos estos procesos requieren una forma de inteligencia que capte la situación y luego comunique una respuesta deseada al resto de las células del cuerpo. Esto se debe hacer a nivel genético si el conocimiento se va a transmitir a las generaciones futuras.

El conocimiento y los recuerdos se almacenan no sólo en el cerebro, sino también en las células de nuestro cuerpo. Esto se hace más evidente cuando el receptor de un trasplante de órganos se despierta de la cirugía con recuerdos nuevos y únicos y con algunas de las preferencias de la persona cuyo órgano está ahora dentro de su cuerpo. Poco después de que Claire Sylvia fuera sometida a su operación de trasplante de corazón y pulmón en el Hospital Yale-New Haven, se le preguntó qué era lo que más le apetecía y respondió: «En realidad, me muero por una cerveza en este momento».[4] Ella se preguntó, ¿por qué he dicho eso? Nunca bebía cerveza; ni siquiera le *gustaba*. Dio la casualidad de que el corazón donado provenía de un adolescente amante de la cerveza que montaba motocicletas. Más tarde se le presentó en un sueño y le dijo su nombre. Finalmente, encontró a la familia a través de la esquela de su hijo, llegó a conocerlos y averiguó más cosas acerca de su hijo. Claire, de quien hablo en el capítulo 4, me pidió que fuera a verla porque, aunque todo el mundo pensaba que estaba loca, sabía que iba a escucharla. Escribió un libro sobre su experiencia: *Baile de corazones*.

Otra forma de inteligencia invisible y comunicación fuera del cuerpo se estudia en el libro de Lynne McTaggart *El campo*. Ella escribe:

«Los físicos cuánticos han descubierto una extraña propiedad en el mundo subatómico llamada "no localidad". Esta [propiedad] es la capacidad de una entidad cuántica tal como un electrón individual de influir en otra partícula cuántica instantáneamente a cualquier distancia a pesar de no existir un intercambio de fuerza o energía». Una vez que tiene lugar cualquier tipo de contacto entre las partículas cuánticas, «mantienen una conexión aun cuando están separadas, por lo que las acciones de una siempre van a influir en la otra, sin importar la distancia que las separa».[5]

Hace mucho tiempo que existe evidencia de la comunicación invisible entre las partículas más pequeñas que los átomos. Por ejemplo, se ha registrado que las mutaciones biológicas que ocurren dentro de una variedad de planta en una parte del mundo también ocurren en la misma variedad de planta en otras partes del mundo. El conocimiento se comunica asimismo, por ejemplo, cuando una especie animal aprende a usar un palo como herramienta para una tarea específica y esa habilidad se aprende al mismo tiempo en otras partes del mundo dentro de la especie, a pesar de que no se hayan dado medios visibles de comunicación o conexión física.

En Inglaterra, después de muchos años de reparto de leche, las aves de pronto aprendieron a picotear y abrir los envases de leche que habían sido entregados en los hogares de las personas. Durante la Segunda Guerra Mundial, se canceló el reparto de leche. Cuando terminó la guerra y la leche se empezó a dejar de nuevo en los umbrales de las casas, las aves comenzaron inmediatamente a picotear y abrir los envases. Debido a la cantidad de tiempo que pasó, pocos pájaros habían sobrevivido cuando cesó el reparto de leche. ¿Cómo pudieron los pájaros jóvenes comprender tan rápidamente qué hacer?

Una vez que los físicos identificaron la no localidad (la propiedad subatómica de las partículas cuánticas que influye en otras partículas sin utilizar un intercambio físico de fuerza o energía), los observadores reconocieron que explicaba ciertos fenómenos, como el de animales con habilidades que nunca les enseñaron. Lo que viajó por todo el mundo y a través de las generaciones no era materia, sino inteligencia.

En la medicina occidental, cuando los médicos escuchan algo que no ha formado parte de su educación o formación, suelen decir: «No puedo aceptar eso». Lo que quieren decir es: «No puedo explicarlo». Así que lo rechazan. Pero si queremos utilizar nuestro potencial, tenemos que mantener la mente abierta. El doctor William Bengston, en su libro *The Energy Cure: Unraveling the Mistery of Hands-On Healing*, escribió acerca de su investigación experimental en ratones a los que se les había inyectado un cáncer agresivo con un historial del 100 por 100 de convertirse en terminal en cuestión de semanas. Bengston preparó a investigadores estudiantes para llevar a cabo una técnica de curación mediante la imposición de manos llamada ciclo de imágenes. Los investigadores nunca habían practicado la curación, ni tenían ningún interés o fe en ella. En la mayoría de los casos, los ratones se curaron completamente de la enfermedad. Este resultado se dio no sólo una vez, sino muchas veces más durante los experimentos controlados en los laboratorios científicos de varias instituciones de gran prestigio. Incluso los compañeros de Bengston que habían observado los experimentos, visto los controles y presenciado los sorprendentes resultados, se negaron a creer que la medicina fuera a tomar su trabajo en serio.[6]

Las experiencias cercanas a la muerte nos demuestran que somos algo más que un cuerpo físico. Jung solía decir que la psique y la materia son aspectos complementarios de una misma cosa. Creo que estos dos aspectos se comunican entre sí a través de las imágenes, el lenguaje de la creación y la intención. Podemos, mediante las imágenes en nuestros sueños y dibujos espontáneos, aprovechar nuestra sabiduría interior y descubrir la persona auténtica que estamos destinados a ser. Podemos eliminar mensajes negativos que se han implantado en nuestras mentes y reciclar nuestros pensamientos usando la visualización creativa y afirmaciones positivas para adoptar actitudes que promueven la vida. Podemos aprender cómo vivir el momento y utilizar el poder curativo de prácticas cotidianas como la risa, la meditación o escribir un diario. Amar y sanar nuestras vidas no se trata sólo de desmantelar enfermedades, sino también de estar sano, en paz y sentirse realizado.

En *El arte de la curación* trato todos estos temas, así como los beneficios que se pueden obtener trabajando y aprendiendo con los animales, la física y los intuitivos. A la vez que comparto historias de pacientes reales, espero ilustrar en un nivel práctico cómo otros han incorporado prácticas creativas con resultados positivos. A lo largo del libro también ofrezco una variedad de ejercicios preceptivos (cada uno de ellos señalados como «La receta del doctor») que te ayudarán a explorar tu propio mundo interior de sabiduría.

Desde que renuncié a la cirugía para ayudar a mis pacientes a curarse de una manera diferente, me he referido a mí mismo como un «cirujano jungiano». Ahora utilizo herramientas distintas a los instrumentos quirúrgicos para ayudar a los pacientes. Una caja de lápices de colores, una pistola de agua, varios objetos para hacer ruido y un rotulador se han convertido en cuatro de esas herramientas. Leerás sobre la formación del grupo de terapia Pacientes con Cáncer Excepcionales que empezamos mi esposa Bobbie y yo. El grupo todavía se reúne regularmente y ha ayudado a cientos de pacientes a curar sus vidas además de sus cuerpos. Las personas tienen el potencial incorporado para provocar la autocuración. He visto a mis pacientes experimentar resultados positivos una y otra vez cuando adoptaban algunas de las técnicas y actitudes tratadas en este libro.

En mi sitio web, berniesiegel.com, ofrezco libros y CD de meditación, así como orientación individual en la sección «Pregúntale a Bernie». En los numerosos artículos y entrevistas publicados en el sitio, te recomiendo las herramientas creativas que guían a las personas en el proceso de toma de decisiones que utilizan en su vida cotidiana y a la hora de afrontar una serie de retos. Este libro, *El arte de la curación*, tiene la intención de ampliar estas herramientas ayudando a las personas a aprender cómo vivir (o morir) en armonía, plenitud y paz.

Quiero compartir mi método de cirugía jungiana con el mundo, en particular con los profesionales de la salud y con los pacientes y sus familias para que lleguen a entender cómo los aspectos somáticos de la salud y la enfermedad son inseparables de la integración natural de la mente, el cuerpo y el espíritu. Invertimos una gran cantidad de tiempo y dinero para explorar el espacio exterior, pero el espacio interior ofrece el mismo asombro y misterio, y debería estar incluido en la educación de nuestros profesionales de la medicina.

Cuando abrimos nuestras mentes, cuando escuchamos y sacamos partido de nuestra sabiduría interior y la conciencia superior, comenzamos el satisfactorio y a veces milagroso viaje hacia la salud y la curación autoinducida. Cuando aceptamos hacer este viaje, nos convertimos en pintores y nuestras vidas en lienzos. Te invito ahora a abrir tu mente y adoptar la curiosidad de un niño. Toma mi mano y camina conmigo a través de estas páginas. Pronto descubrirás, a medida que trabajemos juntos, que has estado creando, practicando y experimentando el arte de la curación. Cuando el artista está vivo dentro de nosotros, nos convertimos en seres estimulantes y creativos de los que todo el mundo que nos rodea puede beneficiarse. Así que sigue leyendo, toma tu pincel y tu paleta y empieza a vivir tu auténtica vida.

Capítulo 1

El despertar del doctor

> *Enterrado en el subconsciente, en el último rincón de nuestra memoria, se encuentra el conocimiento de todo lo que necesitamos saber acerca de la vida.*
>
> RABINO NOAH WEINBERG[1]

Imagínate lo que es mirar a los ojos de una persona mientras le dices: «Usted tiene cáncer en estadio IV». En ese momento toda su vida se vuelve del revés. Ves la expresión de sus ojos y en los de los seres queridos que lo han acompañado. Imagínate cómo es cuando el paciente está solo, sin nadie allí que le apoye cuando recibe la noticia. En ambos casos, tú eres el salvavidas de ese paciente y su fuente de esperanza. Eres su preparador para la vida en el camino hacia la supervivencia y puedes ayudarle a alcanzar su potencial a través de la curación autoinducida.

Me hice médico porque me gustan las personas y quería ayudarles a recuperarse cuando estaban enfermas. Pero después de años ejerciendo como pediatra y cirujano general y de haber realizado muchas operaciones, me sentí abrumado al darme cuenta de que no podía curar a todos mis pacientes. Sentía mucho dolor y no tenía a nadie con quien hablar de ello. También estaba enojado porque mi formación como médico no me había preparado para tratar con la vida de las personas; sólo me había enseñado la mecánica de la medicina y la cirugía. Incluso escribí a los decanos de la facultad de medicina a la que asistí para decirles: «Hicieron de mí un técnico maravilloso, pero no me enseñaron cómo cuidar de mí mismo o de mis pacientes».

Un médico jubilado que fue a la escuela de teología y se convirtió en capellán de la Escuela de Medicina de Yale realizó un estudio en el que preguntaba a varios cirujanos, como parte de su investigación, qué se sentía al ser cirujano. Tuvo que repetir la pregunta entre tres y cinco veces a cada encuestado hasta que dejara de decir «*yo pienso...*». Cuando finalmente estos cirujanos utilizaron las palabras *yo siento*, la mayoría dijo que era doloroso y admitieron que no querían llegar a conocer a sus pacientes.

Muchos otros estudios han revelado que los cirujanos tienen una tasa más alta de depresión, agotamiento e ideas suicidas que la población general y que, cuando se comete un error quirúrgico o la cirugía no es un éxito para la curación de los pacientes, los cirujanos sufren aún más. También son los que tienen menos probabilidad entre las profesiones de alto estrés (como policías, trabajadores sociales, profesores y personal de enfermería) de buscar asesoramiento o ayuda psicológica.

Tratando de evitar el dolor emocional, los cirujanos a menudo se distancian de sus pacientes y se refieren a ellos por su diagnóstico o enfermedad, número de habitación o tratamiento. He oído a médicos hablar de pacientes con sus colegas y referirse a ellos como «la mastectomía doble» o «el glioblastoma», incluso estando al alcance del oído del paciente. ¿Qué imagen viene a la mente cuando digo «la doble mastectomía?». ¿Se ve la cara de una mujer que tiene una familia, un marido y niños que la aman? No. Sólo se ve la deformidad y las cicatrices de su cuerpo.

Creo que un médico que atiende a sus pacientes sin saber escuchar y comunicarse con ellos es como un pastor que no sabe cómo hablar con Dios. Cuando un paciente siente que su cirujano no lo ve como ser humano, tanto la enfermedad como su tratamiento se convierten en fuentes de un temor mayor; se pueden establecer sentimientos de aislamiento e impotencia en la mente del paciente y afectar a su capacidad para sobrevivir.

Cuanto más tiempo practicaba como cirujano, más difícil me resultaba no sentirme como si les hubiera fallado a mis pacientes y a mí mismo. No podía entender por qué Dios creó un mundo tan imperfecto. En 1977 oí hablar de un taller llamado «Factores psicológicos, estrés y cáncer» que presentaba Carl Simonton, un oncólogo de radiación.

Durante los primeros años de la carrera del Dr. Simonton, observó que cuando pacientes con cánceres similares recibían la misma dosis de radiación, los resultados de sus tratamientos de radiación variaban considerablemente. Identificó las variables entre los pacientes y averiguó que la única diferencia estadísticamente significativa parecía estar en la actitud de los pacientes y en su voluntad de vivir. Llegó a la conclusión de que las personas con una actitud más positiva generalmente vivían más tiempo y sufrían un número menor de efectos secundarios de la radiación.

Simonton agregó el asesoramiento de estilo de vida, que incluía la meditación y las imágenes mentales, a sus técnicas terapéuticas y ayudó a romper el molde rígido de las prácticas médicas establecidas en aquel entonces. Los resultados de su investigación indicaron que cuando se incorporaba el asesoramiento de estilo de vida al plan de tratamiento médico para los pacientes con cáncer avanzado, su tiempo de supervivencia se duplicaba y su calidad de vida mejoraba. Simonton publicó los resultados de sus estudios en revistas de medicina y en *Getting Well Again*, libro del que fue coautor con su esposa, Stephanie Matthews-Simonton (psicóloga) y James Creighton.[2]

Estaba emocionado por asistir al seminario de Simonton y tenía ganas de aprender habilidades que nos ayudarían a mí y a mis pacientes. Había supuesto que el evento estaba diseñado para médicos y otras personas en el campo de la medicina, así que me sorprendí mucho al descubrir que yo era el único médico en la sala. Con la excepción de dos psicólogos, todos los demás asistentes eran pacientes con cáncer.

En mi trabajo como cirujano, solía visualizar un procedimiento quirúrgico con todo lujo de detalles el día antes de la operación, preparándome para las estructuras anatómicas en las que estaría trabajando y prediciendo los problemas que pudieran surgir durante la cirugía, pero no tenía experiencia previa de imágenes mentales guiadas. Me sentía un poco escéptico entonces, cuando Carl Simonton puso música suave y les dijo a sus oyentes que cerraran los ojos. Yo estaba sentado al lado de uno de mis pacientes al frente de la sala y cuando Carl me miró no quería que pensara que no estaba obedeciendo, así que cerré los ojos. Cuando Carl dijo: «Verán a su guía interior acercarse a ustedes…», pensé: «Esto es una locura; no he venido aquí para esto».

Yo soy pintor, lo que significa que soy una persona visual. A pesar de mi escepticismo inicial cerré los ojos y seguí la voz de Carl y pronto comencé a caminar a través de las imágenes guiadas, visualizando con claridad y gran detalle. La experiencia que tuve fue increíble. De repente la cuestión ya no era: ¿qué creo? Era más bien: ¿qué experimenté?

Durante cada uno de los ejercicios en los que participamos, mi mente se abrió a cosas a las que no había estado expuesta en mi formación profesional; la lente de mi percepción comenzó a cambiar. Observé con fascinación mientras los participantes del taller se relajaban visiblemente y expresiones de felicidad, esperanza y serenidad transformaban sus rostros. En lugar de sentirse víctimas de su enfermedad, los pacientes se dieron cuenta de que tenían poderosos recursos internos para curarse y resolver problemas.

En 1979 regresé a mi consulta tras tan sólo pasar tres días en otro seminario a cargo de Elisabeth Kübler-Ross. Al final del día, uno de mis compañeros, el Dr. Richard Selzer, me dijo: «Te has ido».

Le pregunté: «¿Qué quieres decir?».

«Eres una persona muy diferente», dijo. «Vas a dejar la cirugía».

Podía sentir el cambio en mi conciencia y de manera intuitiva vio lo que yo no podía ver. Estaba en lo cierto. En diez años me retiré de la cirugía para hablar con las personas y ayudarles a sanar de otra manera. ¿Cómo sabía lo que estaba en mi futuro? ¿Qué tipo de intuición le habló y de dónde venía?

Cuando asistí al seminario de Kübler-Ross, el trabajo que hicimos con dibujos espontáneos reveló en cuestión de horas puntos de vista increíbles e información sobre mi vida. Debido a mi formación como cirujano y mi conocimiento de la anatomía, también veía cosas en los dibujos que hacían las personas de las que un psicoterapeuta normalmente no sería consciente, en particular la estructura de diversos estados de enfermedad y de los tratamientos que inconscientemente estaban siendo revelados en esos dibujos. Filtraciones de información del subconsciente aparecían en objetos normales como árboles, nubes y personas, y mostraban el auténtico estado físico, emocional y espiritual del paciente; las imágenes se convertían en símbolos de la verdad interior y exterior de cada persona. Mientras estuve allí, me enteré de que Carl Jung estaba fascinado por el conocimiento subconsciente de los individuos acerca del cuerpo y la psique revelado en los dibujos de sus pacientes.

Fue entonces cuando me hice creyente y una caja de lápices de colores se convirtió en una de mis herramientas terapéuticas. Empecé a pedir a mis pacientes y a sus familias que hicieran dibujos. Esto nos ayudaría a tomar decisiones terapéuticas basadas no simplemente en el intelecto, sino en el conocimiento interior y nos ayudaría a entender las relaciones familiares y los problemas psicológicos. Pronto me enojó el hecho de que el significado de los dibujos y los sueños, que están relacionados con factores físicos y psicológicos, no se enseña de forma rutinaria en la escuela de medicina. Todavía no he conocido a ningún estudiante de medicina o médico al que le dijeran durante su formación que Carl Jung fue capaz de diagnosticar un tumor cerebral a partir del sueño de un paciente.[3]

Cuando me di cuenta de la cantidad de conocimientos que me faltaban a pesar del número de años que había pasado en la facultad de medicina, me puse en contacto con terapeutas jungianos para explorar su trabajo y sabiduría. Gregg Furth, psicólogo jungiano y autor de *The Secret World of Drawings*,[4] me ayudó a orientarme, igual que otra psicóloga jungiana, Susan Bach, autora de *Life Paints Its Own Span*. Ella basó su libro en sus estudios de dibujos hechos por niños con leucemia. También había tomado conciencia de que en los dibujos de los niños se revelaban aspectos tanto psicológicos como físicos. Las pistas somáticas u orgánicas ayudaron a llegar a un diagnóstico, tratar al niño y desarrollar un pronóstico, y se convirtieron en un importante medio de comunicación para el médico, el paciente y la familia.[5]

Nunca olvidaré una nota que recibí de Bach después de haberle escrito para contarle lo que había descubierto en los dibujos de mis pacientes. Ella contestó: «Cálmate; sabemos todo esto». Los psicólogos llevaban viendo desde hace mucho tiempo un cambio en la salud física de las personas cuando ponían sus vidas en orden. En mi entusiasmo, también escribí a editores de revistas de psicología americanas y me dijeron que esta información era «apropiada pero no interesante», mientras que los editores de revistas médicas me dijeron que era «interesante pero no apropiada» para sus publicaciones. La reacción de los primeros, junto con la respuesta de Susan Bach, me confirmaron que había coherencia en lo que era conocido y aceptado por los profesionales de la salud mental en todo el mundo.

Antes de asistir a los talleres, cuando pensaba en mis pacientes veía sus cánceres. Me centraba en los aspectos físicos de sus enfermedades y asumía el peso de la responsabilidad de curarlos. Después de los talleres, empecé a visualizar a mis pacientes como seres humanos que tienen la capacidad y el potencial de curarse. Me tomaba más tiempo para escucharlos y les hacía más preguntas, como: «¿Puedes describirme lo que estás sintiendo y experimentando?». Palabras como *confusión*, *fracaso* y *drenaje* salían de ellos. Si mi paciente decía: «Es como una presión sobre la espalda y los hombros», yo le preguntaba: «¿Qué está sucediendo en tu vida que podría ser descrito como presión y te está creando presión?». Inevitablemente, el paciente hablaba de una circunstancia actual o reciente en su vida que asociaba con la sensación de llevar una carga o estar atrapado por el peso de la responsabilidad. La conexión mental entre sus emociones y su estado físico hacía posible que explorara maneras de realizar los cambios que le liberarían de su carga y le darían a su cuerpo una mejor oportunidad de curarse. Algunos pacientes comenzaron a sanar cuando vieron su enfermedad como una bendición, una llamada de atención o nuevo comienzo.

UN ENFOQUE DIFERENTE

Ahora que me centraba en los aspectos positivos de mis pacientes y los objetivos que nos propusimos alcanzar, ya no me sentía aislado y abrumado por la responsabilidad. Uno de mis pacientes me había dicho en el taller de Simonton: «Bernie, me siento mejor cuando estoy en la consulta contigo, pero no te puedo llevar a casa conmigo. Necesito saber cómo vivir entre las visitas». Cuando me dijo eso, pensé: «Vaya, no tengo que sentirme como un fracaso».

Incluso si no puedo curar sus enfermedades, pero puedo ayudar a la gente a vivir, habré hecho algo por ellos. Así que envié cartas a cien de nuestros pacientes con cáncer, diciendo: «Si quieres vivir y tener una vida mejor y más larga, ven a una reunión».

No tenía ni idea de cuántas personas responderían a la carta. En ese momento, pensaba: «Si yo tuviera cáncer y mi médico me mandara una carta preguntándome si quería probar algo nuevo, ¿no le diría a todo el mundo que conociera con cáncer que viniera a la reunión?».

Unas horas antes de que comenzara el evento me entró el pánico. Me imaginaba a varios cientos de personas que venían y hacían una larga cola en el exterior del edificio. ¿Cómo voy a sentar a todos? Mi esposa, Bobbie, que estaba ayudando a facilitar el taller, me recordó que todas las empresas deben comenzar en alguna parte, de alguna manera y que, pasara lo que pasara, al menos nos movíamos en una dirección positiva. Recurrió a algunos de sus dichos ingeniosos y nuestras risas me ayudaron a relajarme.

A la hora señalada, se habían presentado menos de una docena de mujeres. No me lo podía creer. Me di cuenta de que tenía que aceptar que no conocía el grado de voluntad de vivir de mis pacientes ni sus motivaciones y deseos reales. Mi mujer me dijo que ya que la mayoría de mis pacientes con cáncer recibieron la invitación pero ignoraron la oportunidad de recibir algo gratis que podría ayudarlos, los que asistieron debían de ser pacientes excepcionales, por lo que llamó al nuevo grupo Pacientes con Cáncer Excepcionales (ECaP).*

Mis pacientes se convirtieron en mis maestros. Una de las cosas más importantes que me enseñaron es que el comportamiento excepcional es algo de lo que todos somos capaces y que, cuando aprendemos cómo ponerlo en práctica, nos damos cuenta de nuestro propio potencial curativo. Los miembros de ECaP han experimentado tantos beneficios físicos, espirituales y psicológicos que muchos de ellos se ganaron la reputación entre mis colegas del hospital de ser «uno de los pacientes locos de Bernie». Se escuchó a varios médicos decir: «En ese grupo de Bernie parecen un poco locos pero siguen mejorando», así que la descripción «uno de los pacientes locos de Bernie» se convirtió en un cumplido.

ECaP continúa hoy en día. Es una síntesis de terapia individual y de grupo que utiliza la meditación, la visualización creativa, los dibujos espontáneos, los sueños, el humor y la exploración de los sentimientos. Se basa en la *confrontación afectuosa*: una confrontación segura, amorosa y terapéutica que facilita cambios personales en el estilo de vida, la autonomía personal y la curación de la vida del individuo.

---

* Exceptional Cancer Patients *(N. de la T.)*.

Más de treinta años después del comienzo de ECaP, me alegra decir que varios centros de cáncer en todo el país están utilizando algún tipo de trabajo multimétodo en grupos terapéuticos. La necesidad de fomentar un enfoque más basado en la relación mente-cuerpo-espíritu en la medicina tradicional es todavía grande, sobre todo en la formación de los profesionales de la medicina. Pero la investigación científica y la actitud están cambiando poco a poco y la dirección del cambio ha sido a menudo positiva.

En este libro, espero ofrecer no sólo información, sino también inspiración. En cada capítulo proporciono antecedentes teóricos respaldados por historias de pacientes y sugiero ejercicios que te ofrecen la oportunidad de experimentar cada una de estas herramientas de curación complementarias.

Capítulo 2

Fuente, significado y validez de los símbolos

> *Cuando el alma quiere experimentar algo, proyecta una imagen frente a ella y luego entra en esa imagen.*
>
> MEISTER ECKHART[1]

A menudo me maravillo de la inteligencia que hay dentro de las semillas, me pregunto qué imagen de la vida contienen en sus células. ¿Cómo sabe una semilla en lo que se va a convertir y cómo nutrir su crecimiento? Lo que me impresiona aún más es ver cómo un brote empuja hacia arriba atravesando el suelo. ¿Cómo saben las semillas qué camino va hacia arriba cuando no tienen luz ni calor? ¿Y por qué no se dan por vencidas cuando se dan cuenta de que tienen un suelo por encima y están golpeando una pared de piedra? He utilizado ejemplos del comportamiento de las plantas para inspirar a mi familia y a mis pacientes. Las plantas poseen una fuente de sabiduría en sus genes y también un sentido de la gravedad. No ceden a la adversidad cuando se encuentran con obstáculos; empujan hacia arriba o encuentran nuevas formas de alcanzar la luz. Entonces, ¿qué es lo que les indica a las plantas que sigan adelante y no sucumban a los obstáculos?

La clave de toda forma de vida es la *comunicación*. Esto incluye la capacidad de los organismos unicelulares simples así como la de los más complejos, tales como los seres humanos, de comunicarse entre sí. También se refiere al intercambio de información entre sistemas, órganos y células dentro de cuerpos individuales, y la conciencia superior que está detrás de toda creación.

La comunicación celular evolucionó cuando los organismos unicelulares descubrieron cómo transmitir información vital mediante la alteración de la química de su entorno. En momentos de peligro segregaban sustancias que los llevaban a agruparse formando bolas de células que podrían sobrevivir en condiciones de vida adversas como las sequías o las fluctuaciones de la temperatura. Esta agrupación también se puede ver en criaturas mucho más complejas como animales de manada, como los elefantes e incluso las ballenas grises cuando nadan en círculo y protegen a los miembros vulnerables de la comunidad de ataques de depredadores.

Los organismos en evolución aprendieron la diferencia entre el comportamiento de supervivencia y el comportamiento autodestructivo, tanto a nivel consciente como inconsciente, proporcionando una vía para la inteligencia de sus predecesores y transmitiéndola a los individuos vivientes de cada especie. Los problemas para la especie humana surgen cuando no prestamos atención a los mensajes de peligro porque nuestro *nivel de conciencia* nos distrae. Fíjate en que no he dicho nuestra inteligencia.

Si crecemos con mensajes de afecto de nuestras figuras de autoridad que mejoran nuestra vida, respondemos al peligro y preservamos nuestra salud y nuestra vida porque tenemos autoestima. Nos comportamos con inteligencia y prestamos atención a las señales inconscientes que damos a nuestros cuerpos y que recibimos de ellos. Pero si crecemos en un entorno de rechazo, nuestras decisiones y reacciones se vuelven autodestructivas, no mejoran nuestra vida. Cuando respondemos apropiadamente a las señales de nuestro cuerpo, la comunicación intracelular mejora la calidad de nuestra vida; pero cuando ignoramos o negamos las señales o vivimos con miedo, puede inducir a una enfermedad.

Consideremos al hombre que dice continuamente que sí a la demanda de horas extras por parte de su jefe, haciendo caso omiso de las señales que dicen que su cuerpo se está desgastando por el estrés que produce trabajar demasiado. Una enfermedad puede ser la respuesta de su cuerpo cuando el hombre hace caso omiso de los signos de fatiga y deja de cuidarse, porque la enfermedad es lo que le permite dejar de trabajar. Puede que padezca el síndrome de los lunes por la mañana, que recibe su nombre por el día de la semana en que se producen más ataques cardíacos, suicidios, accidentes cerebrovasculares y enfermedades. Por otro lado, si se despierta temiendo el día y siente que su presión sanguínea aumenta y escucha a su cuerpo, se dará cuenta de que tiene que buscar otro trabajo menos estresante, debe encontrar un trabajo que le guste o cambiar su actitud hacia su trabajo y hacia su jefe. Cuando cambie los mensajes internos, su cuerpo responderá con una salud renovada.

Uno de los mecanismos de la comunicación es la imaginería. Antes de que cualquier información pueda ser transmitida, debe ser organizada en un patrón o código. Este patrón puede delinear una figura, como lo hace un patrón de costura; el código puede formular un pensamiento, igual que el baile de una abeja obrera para mostrar a sus compañeras dónde está el néctar o puede predicar una acción, como cuando un semáforo se pone en verde. Una vez que existe una intención, nace una imagen y comienza la comunicación. La comunicación puede ser un mensaje simple, como cuando un conmutador celular dice «Encender» o «Apagar», o el mensaje puede ser una intrincada serie de imágenes que conducen a la construcción de una catedral, como el que se ilustra en la historia de mi amigo.

Hay una casa de piedra que se encuentra en el límite de un antiguo bosquecillo fuera del catedralicio de Wells en Inglaterra. Cuando Harry compró la propiedad, descubrió detrás de ella los restos de una cantera abandonada que había sido la fuente de piedra utilizada para construir la catedral de Wells en 1175. Me sentí fascinado cuando Harry me dijo que una parte de su casa había sido la casa del cantero original, haciendo que la vivienda tuviera casi mil años de antigüedad.

«Por debajo de las raíces de los árboles y del musgo», dijo, «encontré losas gigantes de piedra con marcas de cincel todavía visibles. Días más tarde, cuando estaba bajo los magníficos arcos de la catedral, me di cuenta de lo increíble que era. Por la imaginación, el deseo y la intención de un hombre se extrajeron enormes piedras de la tierra que fueron arrastradas ocho kilómetros por la colina y talladas para convertirlas en pilares, muros y el intrincado y abovedado techo de la nave. Sentí la presencia de la mano de Dios al ver este milagro de la creación manifestada desde la visión inicial de una persona. Sin la capacidad del hombre de visualizar y comunicar ideas complejas, no habría existido ninguna catedral».

Todas las especies reaccionan a las imágenes en algún nivel. Lo que hace única a nuestra especie no es nuestra capacidad de razonar; es la manera en que usamos las imágenes. Incluso los que han nacido sin vista pueden responder e interpretar imágenes y símbolos. Leer Braille, por ejemplo, requiere la capacidad de percibir y reconocer formas y patrones específicos que contienen un significado.

Cuando evolucionamos y nos convertimos en seres humanos, nuestras interacciones con el mundo exterior se hicieron más complejas. Desarrollamos el lenguaje y creamos obras de arte. Pero aun así, en una conciencia superior sin palabras, buscamos información desde una inteligencia universal que sólo podía ser concebida mediante imágenes visuales, auditivas y táctiles, y expresamos lo que aprendíamos con historias y símbolos. Los dibujos prehistóricos en las paredes de la cueva y las rocas del desierto, por ejemplo, ilustran visiones que fueron buscadas por los seres humanos a partir de una fuente invisible en tiempos de sequía. En otras ubicaciones, las ilustraciones de los chamanes proporcionaban a los transeúntes información sobre a qué distancia y en qué dirección los cazadores encontrarían presas para sobrevivir.

Los símbolos son una forma de lenguaje que se entiende sin palabras y que actúa como un atajo mental. Pueden representar un objeto, una situación, una creencia, un grupo de personas o muchas otras posibilidades. Un símbolo, como la señal de tráfico roja octogonal, puede expresar un solo significado o, como un mito o una parábola, puede tener varias capas y ser profundo. Tales mitos y parábolas son las historias simbólicas que enseñan y que forman la estructura y las creencias de las culturas y las religiones. Estas historias se integran no sólo en la cultura, sino también en las mentes de la gente.

Los colores a menudo comparten un simbolismo universal. La gente reacciona al rojo con emoción (como lo hacen con la sangre), al amarillo como una forma de energía para despertar (el sol) y al verde como un indicador positivo (el crecimiento). El significado simbólico del color no sólo afecta a las acciones que llevamos a cabo, sino que también se comunica con nuestro cuerpo, mente y emociones a un nivel subconsciente.

Gregg Furth escribe en *The Secret World of Drawings*: «El símbolo desbloquea la energía psíquica inconsciente y le permite fluir hacia un nivel natural, donde se produce un efecto transformador. El individuo que se enfrenta a una dificultad ahora tiene la posibilidad de llevar elementos inconscientes a la conciencia, manejarlos y, por lo tanto, superar el problema. El problema externo aún puede estar presente, pero ahora se entiende de manera diferente».[2] La nueva comprensión es la clave del crecimiento y la supervivencia.

Cuando las palabras, los sonidos y las imágenes se convierten en metáforas contienen un mayor significado en una representación simple, como el sonido de una campana, y son capaces de activar la sanación al nivel del corazón y la mente. Estos símbolos se comunican con el cuerpo a través de los sentimientos, el estado de ánimo y las reacciones físicas automáticas. Las imágenes simbólicas y sus sentimientos asociados pueden cambiar nuestra química interna.

Los seguidores del budismo, por ejemplo, aprenden a tomar conciencia de la quietud interior ante el sonido de una campana, la llamada a la oración y la meditación. A menudo enseño a la gente a usar el timbre de un teléfono que suena como una oportunidad para la práctica del mindfulness. Una mujer con problemas que había adoptado esta práctica fue salvada por este símbolo auditivo. Perdida en la oscuridad de la depresión, estaba a punto de suicidarse cuando su teléfono sonó. El sonido le recordó que debía ir a su interior y encontrar ese lugar de quietud. Una vez allí, se dio cuenta de que no necesitaba suicidarse. Necesitaba aprender a vivir.

En la década de 1960, el enfoque analítico de Carl Jung de la psicología transformó la comprensión y las actitudes de psicólogos y sociólogos en Europa y Estados Unidos. Estudió la psique a través del mundo de los sueños, el arte, la mitología, la religión y la filosofía. Aunque era un psicólogo clínico practicante, dedicó gran parte del trabajo de su vida a explorar otros ámbitos como la filosofía oriental y occidental, la alquimia, la astrología y la sociología, así como la literatura y las artes. Su teoría del inconsciente colectivo expresado a través de símbolos y personajes arquetípicos abrió la puerta a lo que ahora se conoce como psicología jungiana.

Según la definición de Jung, un arquetipo es un personaje simbólico entendido colectivamente y compartido entre grupos enteros de personas a través de las épocas. Estos personajes arquetípicos son los símbolos de la autoridad y las figuras clave en nuestras vidas. Los símbolos tienen una gran influencia en nuestros sentimientos, pensamientos y comportamiento.[3]

Jung reconoció que nuestro futuro se forma de manera inconsciente. También observó que actuamos como si fuéramos dioses que controlan nuestras vidas y que, una vez que descubrimos los ámbitos ocultos en nuestro interior, percibimos que cambiamos y estamos influenciados por muchos factores que no se ven. Para leer más sobre este tema, recomiendo el libro de Joseph Campbell *The Hero's Journey* y su diálogo documental *El poder del mito*.[4]

El libro de los cambios, también llamado *I Ching*, contiene la sabiduría de los antiguos sabios chinos que organizaron sus observaciones de la naturaleza en sesenta escenarios visuales u objetos. Lanzando palos o monedas, se crea un patrón compuesto por seis líneas quebradas o continuas y el símbolo resultante, llamado hexagrama, representa una de las sesenta imágenes. El juicio y comentario escrito por los sabios sobre ese hexagrama se utiliza entonces para profundizar en un problema o una situación. Estoy sorprendido de lo que he aprendido de él en tiempos de necesidad. En una época reciente de cambios, me recordó mis limitaciones y que debía actuar en consecuencia, lo que me ayudó a recordar que no puedo arreglarlo todo y que yo también tengo necesidades.

Carl Jung dudó cuando le pidieron que escribiera el prólogo para la tercera edición de la traducción al inglés del *I Ching*. Sabía que si introducía un sistema de adivinación en el que uno buscaba el juicio de un antiguo libro sobre un problema de hoy en día lanzando monedas o palos, provocaría las críticas de sus compañeros.

Habiendo examinado el riesgo que corría su respetada reputación, Jung escribió: «Siempre he tratado de seguir siendo objetivo y curioso. ¿Por qué no aventurarse a dialogar con un antiguo libro que pretende ser animado?». Decidió lanzar las monedas y pedirle al libro su comentario sobre su «intención de presentarlo a la mente occidental». El ritual de lanzar una moneda produjo un hexágono llamado el Caldero, que representaba «una vasija ritual que contiene alimentos cocinados. Aquí, se entiende que la comida es el alimento espiritual».[5]

Muchos símbolos del *I Ching* no habrían concernido a la pregunta de Jung; de hecho, la mayoría habrían sido totalmente ajenos y el comentario habría sido considerado un disparate. Pero el discurso de los sabios sobre el Caldero fue tan aplicable a la consulta de Jung que se animó a seguir adelante. Escribió el prólogo usando su propia experiencia con las monedas como un ejemplo fiable para aprovechar la sabiduría universal mediante un antiguo método chino de símbolos.

John Greenleaf Whittier, un abolicionista activo y uno de los poetas del hogar estadounidense, escribió: «La naturaleza habla con símbolos y signos».[6] ¿Cuántas veces has reflexionado sobre una cuestión y has encontrado la respuesta mientras observabas a los pájaros alimentarse en su hábitat natural o viendo una puesta de sol? Más que una simple metáfora o una historia, los símbolos pueden producir reacciones emocionales, inducir a la curación y actuar como lecciones transformadoras.

Una mujer que conocí luchó contra la depresión tras mudarse a la Costa Oeste. A pesar de la belleza que la rodeaba, ella luchaba contra los pensamientos suicidas mientras caminaba por la playa en un desolado tramo de arena.

> Había anhelado vivir en ese lugar desde hacía muchos años, pero ahora que estaba allí me sentía terriblemente sola. Podía mirar a varios kilómetros y no había otro ser humano a la vista. Me sentía tan deprimida que si alguien hubiera aparecido le habría evitado. Esa sensación de aislamiento casi me ahogó. Traté de no dejarme llevar por el pánico, y seguía diciendo «gracias» en voz alta, con la esperanza de que la gratitud cambiara mis pensamientos oscuros.
>
> Justo entonces una piedra en la arena me llamó la atención. La piedra, lisa y plana, tenía la forma de una huella perfectamente proyectada. La recogí. A pesar del clima fresco y el cielo denso y nublado, la piedra contenía el calor del sol y su calor comenzó a envolverme. Sabía que la huella era un mensaje especialmente para mí y ya no me sentía sola. También me di cuenta de que mi sensación de aislamiento había sido provocada por mis propias decisiones.
>
> Esa semana me involucré con mi comunidad a través del trabajo voluntario y comencé a asistir a reuniones de programas de doce pasos y a hacer amistad con otras mujeres del programa. Todavía hay momentos en que me siento sola, pero cuando sucede tiendo mi mano para ayudar y caminar al lado de otro ser humano. La huella de la piedra está en mi escritorio mientras escribo, recordándome que no estoy sola y cuán amada soy.

Para esta mujer, la piedra representaba una historia de huellas en la arena; una historia que se ha convertido en una metáfora de la presencia de Dios. El símbolo transformó su manera de pensar; le proporcionó consuelo y le recordó que tenía que tomar medidas que harían que su vida tuviera sentido.

Yo también busco señales y, cuando me encuentro un centavo, siempre siento que voy por el camino correcto. En cada centavo están grabadas las palabras «En Dios confiamos», que me recuerdan que tenga fe, y la palabra «Libertad» me recuerda que sea mi auténtico yo. Abe Lincoln me recuerda mi mortalidad y también que debo relajarme un poco.

Sabemos que la comunicación celular ocurre a través de señales químicas y eléctricas que dirigen el comportamiento de la célula, pero no puedo entender cómo una molécula de proteína sabe lo que hay que hacer. La creación es un milagro y va más allá de nuestra comprensión. Es increíble pensar que una célula (un óvulo) se convierta en un ser humano, diferenciándose en todos los componentes de los que estamos hechos, haciendo que conozcan su papel y se desarrollen en el lugar correcto del cuerpo para llevar a cabo su función. Imagina el sinnúmero de señales intercelulares que tienen que ser enviadas a cada componente del cuerpo en el proceso de crear un ser humano viable: un bebé. Y ten en cuenta las señales que recibe este cuerpo después de haber sido formado y a lo largo de su vida.

¿Qué le dice un roce, un abrazo o una caricia a ese cuerpo sobre la vida? ¿Qué le dicen los sentimientos no expresados del miedo, la desesperación y la depresión sobre el deseo de vivir? Cada célula de nuestro cuerpo está al tanto de nuestra voluntad de vivir y de nuestros deseos e intenciones. Lo físico y lo emocional son uno. La mente y la materia no son entidades separadas. Como dijo Jung, la psique y el soma son simplemente aspectos diferentes del Ser Único que somos.

Así como los organismos unicelulares reaccionan a su entorno, las células de nuestro cuerpo reaccionan a los entornos físicos, mentales y emocionales, tanto dentro como fuera del cuerpo. Una imagen percibida negativamente puede ser el camino que nos aleje de nuestro trayecto previsto, pero cuando le damos la vuelta y lo percibimos como algo positivo, podemos recuperar el terreno que hemos perdido y continuar con más fuerza y sabiduría el viaje de la vida.

Los seres humanos perciben la vida desde una perspectiva dualista a través de la cual entendemos que donde hay luz, también hay sombras. Sin embargo, una sombra no es más que la ausencia de luz. Si miras el sol, no experimentas la sombra. La percepción, entonces, afecta a nuestra salud y, la mayoría de las veces, la forma en que percibimos es nuestra elección. La enfermedad es una pérdida de la salud, no un castigo. Hay que buscar y recuperar la salud perdida, del mismo modo en que tratarías de encontrar las llaves del coche en lugar de asumir que Dios quería que caminaras hasta casa.

SÍMBOLOS DE CURACIÓN

Consideremos el símbolo antiguo de una serpiente enroscada en torno a un báculo. Originalmente representaba a Asclepio, el dios griego de la curación y la medicina. El bastón o báculo de Asclepio, adoptado como logotipo por organizaciones médicas de todo el mundo (un ejemplo es la Academia Americana de Médicos de Familia), ilustra esta dualidad con un intrigante simbolismo. El veneno de serpiente es un veneno mortal, pero en la antigua China y en la India se utilizaba para tratar una variedad de enfermedades, desde la adicción al opio y cánceres de piel hasta problemas del hígado. Hoy sus usos medicinales incluyen el tratamiento de enfermedades que afectan al sistema inmunológico, tales como la esclerosis múltiple y el sida. Además, estudios experimentales con veneno de cobra han proporcionado datos que sugieren que ralentiza la tasa de crecimiento de ciertos cánceres.

Otra característica interesante de la serpiente es su capacidad para mudar su piel. Cuando una serpiente termina la muda parece que acabe de salir del cascarón, igual que un enfermo que se recupera de una enfermedad resurge rejuvenecido. Cuando cambiamos nuestra perspectiva y nos ponemos cara al sol en lugar de en la sombra, es como si volviéramos a nacer: el cuerpo experimenta nuestro renovado amor a la vida, y la curación autoinducida puede funcionar.

Históricamente, el báculo transportado por un médico viajante podría haber ofrecido consuelo y apoyo a quien lo viera, o podría haber representado el dolor y la muerte, dependiendo de la enfermedad del paciente y la habilidad del practicante. La serpiente y el báculo combinados en un símbolo crean un vívido recordatorio, tanto para el profesional como para el paciente, de los aspectos positivos y negativos del tratamiento médico.

Como médico sanador, prefiero centrarme en los símbolos que reflejan el poder del amor. Debemos recordar mientras nos preocupamos por los demás que la oscuridad, el frío y la muerte espiritual sólo existen donde no hay luz, calor o amor. La primera imagen representativa de la curación que viene a mi mente es la del corazón en una palma abierta. Este símbolo se originó con la secta Shaker, que se estableció en el noreste de Estados Unidos y siguió una disciplina espiritual de trabajo duro y sencillez mientras dedicaban sus vidas a Dios. La mano representa la caridad y el corazón, la compasión. La combinación de los dos implica una bienvenida cariñosa y una aceptación sin prejuicios, así que la mano realiza el acto que el corazón desea.

El efecto terapéutico de la compasión es infinito e inconmensurable. La preocupación genuina de un médico por sus pacientes mejora la curación y puede incluso eliminar la necesidad de un tratamiento médico o cirugía. Cuando una persona recibe atención de manera afectuosa, un vivo mensaje entra en su cuerpo a nivel celular. Un joven que estaba muriendo de sida compartió una vez conmigo su creencia de que «lo malo no es la enfermedad, sino el no responder con compasión a la persona que vive con ella».

La compasión no tiene que venir de fuentes externas. También puede ser aprovechada desde dentro. Uno de los ejercicios de imaginería que practico con mi grupo ECaP implica convertir el miedo o el dolor en una metáfora visual y trabajar con esa imagen. Si estás luchando contra el miedo o el dolor, prueba el siguiente ejercicio. Imagina tu miedo o dolor simbolizado por un niño que llora. Siéntate cómodamente, cierra los ojos e imagina que caminas por tu casa, siguiendo el sonido de los sollozos desgarradores de ese bebé. Al entrar en una habitación, encuentras al niño acostado en su cuna. Cógelo y sostenlo gentilmente en tus brazos; acuna y calma al bebé hasta que lo hayas consolado y deje de llorar. A continuación, aleja cuidadosamente al bebé de tu cuerpo. Ten en cuenta que no eres tú, sino que puedes abrazarlo y aprender de él. ¿Qué lección tiene que enseñarte este bebé?

Esta metáfora del llanto del bebé te enseña que tu miedo y tu dolor proporcionan una oportunidad para entrar en tus sombras, atenderlas, sostenerlas y calmarlas. No deberías ignorarlas o negarlas, sino abrazarlas y amarlas. Puedes hacer el mismo ejercicio mientras estás soñando. En lugar de escapar del demonio que aparece, plántale cara en tu sueño; pregúntale por qué está allí y lo que quiere de ti.

No es casualidad que un símbolo aparezca en varios países, culturas y épocas y tenga significados similares en cada uno a pesar de la distancia física o cronológica entre los acontecimientos. En la ciencia moderna, por ejemplo, un triángulo (que es también el símbolo griego llamado delta) simboliza «un cambio». Los meteorólogos colocan un triángulo delante de la letra «T» para indicar un cambio de temperatura, así como una enfermera dibuja uno delante de las letras «PA» en el cuadro de un paciente para indicar un cambio en la presión de la sangre.

El logotipo de Alcohólicos Anónimos es un triángulo dentro de un círculo que representa que para que los alcohólicos se mantengan sobrios y disfruten de una recuperación a largo plazo, deben cambiar su comportamiento y actitudes. Las pirámides, construidas por antiguas sociedades en ambos lados del mundo, representaban la transformación o el cambio de la vida a la muerte o de este mundo al otro. Los nativos americanos utilizan triángulos en su cerámica, tejidos y joyas para simbolizar el portal a través del cual el espíritu entra en el recién nacido o regresa a los antepasados.

Los números también son símbolos. Todas las religiones y las culturas tienen, por ejemplo, siete días en una semana y el número siete representa un ciclo de vida. El número ocho representa un nuevo comienzo. El número cuatro representa la terminación o la totalidad, al igual que la Tierra tiene cuatro estaciones y cuatro direcciones.

Otro tipo de símbolo consiste en más de una imagen unida a una metáfora, parábola o historia. Ilustra una lección o idea que la gente puede entender y experimentar fácilmente. Empecé a contar historias por dos razones. Una de estas razones fue bellamente ilustrada por la autora Isabel Allende durante una conferencia que dio hace varios años y a la que asistí. Cuando Allende relató un proverbio judío, su lección realmente me afectó y nunca la olvidé. El proverbio contiene la pregunta: ¿Qué es más verdadero que la verdad? La respuesta es: una historia.

A menudo hablaba en Yale, tratando de convencer a otros médicos durante jornadas médicas de que las mejoras en la salud que mis pacientes de ECaP estaban experimentando después de unirse al grupo de apoyo eran genuinas. Cuando las personas sanan sus vidas, les decía, sus enfermedades también se curan. Cité varias revistas y artículos, pero las referencias que hice a datos científicos sólo abrieron la puerta a más discusiones. Los médicos me decían: «No puedo aceptar eso». Algunos incluso empezaban a gritarme. «Ése es un experimento mal controlado», me decían. O sobre cualquier referencia que citaba comentaban: «Ésa no es una buena publicación».

Incluso cuando trataba de investigar me decían: «Lo que dice no tiene sentido, por lo que no vamos a financiar su investigación». Entonces otros decían: «Usted no ha hecho ninguna investigación, así que ¿por qué deberíamos creerle?». No podía proporcionar una respuesta aceptable en ninguno de los casos. La gente se enojó conmigo y, por último, llevaron a cabo una investigación para demostrar que no tenía razón. Cuando sus resultados demostraron, en cambio, que mis afirmaciones eran correctas, algunas personas en la profesión médica comenzaron a abrirse a nuevas posibilidades.

Un estudiante de posgrado en la Universidad de Yale que estaba trabajando en su tesis hizo un estudio que involucraba a las mujeres con cáncer de mama de nuestro grupo de apoyo. Aportó estadísticas que mostraban una tasa de supervivencia significativamente más alta entre las pacientes que adoptaron un enfoque mente-cuerpo-alma en un grupo que no se centraba en la enfermedad, sino en vivir la vida y asumir la responsabilidad para la propia recuperación de uno mismo. Fue impresionante. Cuando su profesor vio estas estadísticas derivadas de los datos recogidos científicamente, dijo: «Eso no puede ser verdad. Usted tendrá que cambiar el grupo de control».

El estudiante hizo la investigación y aportó algo que la gente no quería aceptar. Su profesor le dijo que no podía ser cierto, así que tenía que arreglarlo. Le expliqué al estudiante que las personas no tenían que estar en mi grupo para ser supervivientes, que hay pacientes excepcionales por todo el mundo. Para apaciguar a su profesor, el estudiante encontró un número suficiente de otros individuos que lo hicieron tan bien como aquellos en nuestro grupo de apoyo. Estos nuevos datos no mostraron ninguna diferencia significativa entre los pacientes que adoptaron un enfoque mente-cuerpo-alma en su tratamiento y los pacientes que no lo hicieron. Los médicos me acusaron una vez más de mentir, porque «la investigación no probaba nada».

Lo que aprendí fue que si me levantaba ante el mismo grupo de médicos y contaba una *historia* acerca de un paciente, nadie se marchaba enojado ya que todo lo que estaba haciendo era contar una historia. No ponía en peligro su sistema de creencias. Era una anécdota, un historial clínico. Pero la historia tendría un efecto significativo. Abriría la puerta y, un mes más tarde, si tenían un paciente «loco» en su consulta, me dirían: «Oye, Siegel, disfrutarás con esto». Y luego empezaríamos a hablar y ellos empezarían a abrir sus mentes. Aquellas historias se convirtieron en símbolos del potencial humano para la curación autoinducida.

En lugar de no creer categóricamente cualquier cosa que no puedas ver, oír o sentir conscientemente, abre por lo menos la mente y muéstrate dispuesto a considerar nuevas ideas. Sé como Jung y los grandes filósofos. Sé como los niños y deja que tu curiosidad te lleve a lo maravilloso de la vida. Presta atención a los símbolos y a los personajes arquetípicos y deja que sean tus maestros.

En los próximos capítulos, vamos a echar un vistazo a sueños y dibujos y a aprender cómo los símbolos que hay en ellos abren la puerta a nuestra sabiduría interior. La mente es una herramienta increíblemente poderosa que puede llevar a una persona a la supervivencia o a la muerte, dependiendo de sus creencias. Lo que tú crees se comunica a tu cuerpo y afecta a cómo los tratamientos y sus efectos secundarios se manifiestan dentro de ti.

LA RECETA DEL DOCTOR

Echa un vistazo a una revista de personajes arquetípicos y símbolos. Quizás encuentres un médico, un juez, una vela, un billete o una rosa roja. Pregúntate si su significado es personal, universal, o tal vez ambos. Observa cualquier emoción que evoque. A lo largo del día, haz una lista de los símbolos con los que interactúas de manera consciente e inconsciente. Percibe cuál es el papel que desempeñan en tu pensamiento, tus emociones, tu comportamiento y tus elecciones. ¿Es uno de los arquetipos o símbolos un aspecto frecuente en sus sueños? Si es así, ¿qué crees que te comunica?

Recorta un símbolo que te recuerde a un sentimiento amoroso y pégalo con cinta adhesiva en tu espejo o frigorífico como una carta de amor para ti mismo. Crea santuarios del amor en toda tu casa, como yo lo he hecho en la nuestra.

Capítulo 3

El poder de la visualización

Cada paciente lleva su propio médico en su interior.

ALBERT SCHWEITZER[1]

Yo no era un cirujano típico porque seguía tratando de ayudar a mis pacientes de maneras no tradicionales. Aunque muchos médicos pensaron que mis métodos eran una locura, nadie estaba en contra del éxito, por lo que si funcionaba para los pacientes, se convertía en la política del hospital. Lo que no podía hacer, sin embargo, era convencer a los administradores para usar la televisión en las habitaciones de los pacientes con el fin de prepararles para la cirugía con imaginería guiada.

La imaginería mental no es lo mismo que simplemente pensar en algo. El pensamiento analítico ocurre principalmente en las regiones del lado izquierdo del cerebro donde reinan el lenguaje, la planificación, el juicio y los números. La visualización creativa, o imaginería mental, es un proceso que involucra mayoritariamente al lado derecho y también otras regiones del cerebro, ya que implica el uso de los sentidos visual, auditivo y olfativo, así como la memoria, el estado de ánimo, las emociones y demás. El lado creativo del cerebro se puede utilizar para preparar o entrenar la mente y el cuerpo para una experiencia, tanto si implica el aprendizaje de una tarea, la estabilización del estado de ánimo, la mejora del rendimiento deportivo o la curación de una enfermedad médica.

Si piensas en poner limones en tu lista de la compra, por ejemplo, el lado izquierdo de tu cerebro se activa cuando estás pensando «necesito comprar limones» y te das cuenta de que cuestan 1,50 euros el medio kilo. Como ejemplo de un ejercicio de visualización creativa, imagina que sostienes un limón maduro y fresco en tu mano. Siente la superficie cerosa de la corteza contra los dedos y huele el cálido aroma cítrico. Ahora imagina que tomas un cuchillo afilado y cortas el limón en cuartos. Parte del jugo salpica y el aroma a limón se hace aún más fuerte. Coloca uno de los cuartos de limón entre el pulgar y el resto de los dedos y aprieta suavemente. Observa cómo salen las gotas de jugo y se deslizan por la húmeda y carnosa pulpa de la fruta. Llévate el limón a la boca y deja caer el jugo hacia la parte posterior de la lengua.

A estas alturas ya deberías estar experimentando el limón en un nivel totalmente diferente. Todo tu cerebro se ha involucrado en el proceso. Tus glándulas han comenzado a salivar y la amargura del limón puede que te haya hecho estremecer o fruncir los labios. Tu cuerpo está respondiendo como si hubieras probado un limón real. El proceso de visualización ha convencido a tu cerebro de que el limón era real.

Teniendo en cuenta la reacción inmediata que tuvo tu cuerpo ante la idea de una experiencia con un limón, imagínate lo que podrías hacer visualizándote sometido a una cirugía, quimioterapia y radiación, y luego curándote sin efectos secundarios negativos. He sido testigo de cómo ocurría esto y he escuchado historias increíbles de cientos de pacientes que utilizaron esta herramienta mental maravillosa para convertir su temor al tratamiento en una experiencia poderosa, afectuosa y sanadora.

La imaginería mental es una técnica que se ha utilizado desde hace mucho tiempo en el mundo de los deportes. Los atletas han sido entrenados para visualizar un resultado exitoso de su movimiento como un tiro de baloncesto o un *swing* de golf antes de que lo realicen, porque cuando lo hacen así logran mejores resultados. Un amigo que juega al golf profesional me dijo: «Si mi mente visualiza claramente la pelota caer donde yo quiero que caiga, mi cuerpo sabe exactamente lo que debe hacer para producir ese efecto. No tengo que pensar en los detalles del agarre, la postura y el *swing*. Sólo imagino el resultado final y confío el resto del trabajo al palo y a mi *swing*».

No ha sido hasta los últimos años cuando la imaginería cerebral ha podido, utilizando ayudas tecnológicas como IRMf y escáneres PET, medir e ilustrar la actividad cerebral con gran precisión. Estas ayudas han llegado a ser de fácil acceso y permiten a los científicos observar en tiempo real lo que está sucediendo realmente en el cerebro. Los experimentos de Álvaro Pascual-Leone en la escuela de medicina de Harvard a finales de 1990 consistían en que los voluntarios aprendieran un ejercicio con cinco dedos en el piano.[2] Una conclusión de su investigación fue que los voluntarios que se *imaginaron* haciendo el repetitivo ejercicio de piano experimentaron tanto crecimiento neural en la correspondiente corteza motora de sus cerebros como los voluntarios que realizaron físicamente el ejercicio. Los voluntarios que practicaron la imaginería mental engañaron a sus cerebros haciéndoles creer que en realidad estaban haciendo el ejercicio físico.

Tuve la oportunidad de presenciar un fenómeno similar. Un día antes de realizar un procedimiento quirúrgico menor en mi consulta, un paciente y yo mantuvimos una intensa e interesante discusión. Cogí el bisturí mientras hablábamos e hice una incisión. Me di cuenta de que mi enfermera estaba agitando los brazos frenéticamente hacia mí. Cuando captó mi atención, señaló la jeringa que contenía el anestésico local que no había utilizado. Le pregunté al paciente cómo se sentía y me dijo que estaba bien, así que completé la cirugía. Después le dije que ambos habíamos sido hipnotizados por nuestra discusión y que no había utilizado ningún tipo de anestesia local para adormecer el área de la cirugía. Estaba realmente sorprendido. Creía que había sido anestesiado, así que no sentía dolor. La cirugía mayor también se ha llevado a cabo bajo hipnosis, y también he usado a hipnoterapeutas en el quirófano.

Mi experiencia también me ha demostrado que, cuando las personas creían que estaban recibiendo tratamiento de radiación, tenían efectos secundarios y sus tumores se redujeron aunque, a causa de un error de reparación, no había material radiactivo en la máquina. Se podría decir que su creencia se convirtió en una forma de autohipnosis, o que visualizaron de forma creativa el material radiactivo haciendo su trabajo. No importa cómo describamos el proceso; sus cerebros imaginaron que el tratamiento en realidad se estaba llevando a cabo y sus cuerpos respondieron en consecuencia.

Una mujer me escribió acerca de su experiencia con la técnica de visualización creativa que empleó después de ser diagnosticada de cáncer de pulmón a los treinta y dos años de edad.

> El hijo de mi vecino se estaba muriendo de cáncer de huesos después de estar en remisión durante siete años. A pesar de hacer frente a la enfermedad de su propio hijo, esta cariñosa mujer, cuando se enteró de mi diagnóstico, se tomó el tiempo para hablarme de su primer libro, *Amor, medicina milagrosa*. Describió cómo usted escribió acerca de comerse el cáncer con el Pac-Men a través de la imaginación. Visualizaba eso todos los días y me imaginaba corriendo una maratón mientras mis pulmones se mantenían rosados y saludables. Gracias a Dios, cuando fui a por mis radiografías repetidas, se había ido, simplemente había desaparecido. Mi médico tardó una media hora en venir y decírmelo ¡porque había estado corriendo por toda su consulta contando la magnífica noticia a todo el mundo!

Mientras ayudo a mis pacientes a visualizar sus cuerpos eliminando la enfermedad, he aprendido a evitar el uso de lenguaje con connotaciones negativas, tales como *comerse* o *matar* al cáncer. Para algunos pacientes, el enfoque agresivo no funciona. En lugar de pedirles que visualicen a Pac-Men o a animales comiéndose su cáncer como un pedazo de carne, les ayudo a eliminar su enfermedad de una manera afectuosa, como mediante la visualización de la luz de Dios derritiendo un tumor que aparece como un bloque de hielo.

A veces los pacientes me preguntan por qué los oncólogos recomiendan la quimioterapia cuando saben que esta terapia puede matar al paciente. Les explico que la quimioterapia puede, y de hecho lo hace, salvar vidas. La realidad es que todo el mundo muere, pero si decides emprender un viaje curativo, el punto clave a considerar es: ¿qué dolores de parto estás dispuesto a pasar para renacer y hacer que el dolor valga la pena?

Cuando una persona se centra en los aspectos negativos del tratamiento, necesita estar capacitada y tener la oportunidad de tomar sus propias decisiones sobre lo que es bueno para ella y no simplemente tratar de no morir. Los pacientes no deberían centrarse exclusivamente en la enfermedad; hacer eso da poder al enemigo. Por esta razón hago hincapié con tanta fuerza en la importancia de una asociación plena entre el paciente y el médico. En esa asociación el paciente tiene la ventaja de enterarse de las opciones de tratamiento por boca de un médico experto, y el médico tiene la ventaja de ayudarle a tomar una decisión con la que el paciente pueda vivir y sentirse cómodo. Me encuentro con muchas personas que prefieren la quimioterapia a seguir una dieta especial, por ejemplo, porque para ellos la dieta es un problema mayor que el tratamiento médico.

La mente es poderosa. Cuando ves el tratamiento como un regalo curativo, no tendrás todos los efectos secundarios que pueden acompañar a ese tratamiento. Pido a la gente que se dibujen a sí mismos antes de recibir el tratamiento; podemos decir a partir de un dibujo como ése si la imagen del tratamiento del paciente es negativa. Por ejemplo, una vez tuve un paciente que hizo un dibujo de la quimioterapia en el que el demonio le administraba veneno, así que supe que había un problema. En un caso como ése, podemos utilizar técnicas de visualización para ayudar al subconsciente del paciente a convertir el pensamiento negativo sobre la quimioterapia en una experiencia positiva de curación. Si un paciente no puede darle la vuelta a su creencia, le recomiendo que no lo haga.

No me canso de repetir que, cuando te enfrentas a una enfermedad que amenaza tu vida como el cáncer, es muy importante encontrar un oncólogo con el que puedas comunicarte abiertamente, cómodamente y con honestidad. La mayoría de los oncólogos nunca se han sometido a quimioterapia y, sin el conocimiento de primera mano de ésta, no pueden entender completamente la experiencia por la que pasan los pacientes. El paciente debe ser atendido con compasión y sus decisiones deben ser respetadas. Si retenemos nuestro poder como pacientes, la elección de médico y la elección del tratamiento son nuestras. Como ya he dicho, algunas personas odian comer verduras y prefieren la quimioterapia en lugar de un enfoque exclusivamente nutricional del tratamiento. Otros quieren dejar que Dios les sane y eso también está bien. Es importante que todos los pacientes se sientan cómodos con sus elecciones y que no se enfaden con ellos mismos si las cosas no salen como esperaban.

Para encontrar un «buen» médico para tratar tu cáncer, trata de localizar a un «nativo» (es decir, uno que haya tenido cáncer), o uno que haya tenido un ser querido afectado por la enfermedad. Elige también un médico que acepte las críticas de los pacientes, las enfermeras y la familia. Estos médicos son los que ven las críticas como una orientación y aprenden de sus errores. No ponen excusas ni culpan a sus pacientes. Si conoces a alguien que haya recibido tratamiento para el cáncer, pregúntale cómo era su médico y si te lo recomienda. Pregúntale a una enfermera a que oncólogo iría si tuviera cáncer.

El potencial para la autocuración está integrado en ti; un corte en un dedo que se cura por sí mismo es un simple ejemplo de eso. Cuando practicas la imaginería guiada, estás reprogramando tu cuerpo. La imaginería guiada puede ayudarte a hacer cualquier cosa, así que utilízala para verte a ti mismo convirtiéndote en la persona que quieres ser y haciendo las cosas que quieres hacer. Ésta es una manera poderosa de darle a tu cuerpo lo que necesita para estar bien. Los estudios han demostrado que la química del cuerpo de un actor cambia en función de si tiene que representar una comedia o una tragedia. Así que ensaya y practica mentalmente la visualización hasta que te conviertas en la persona que quieres ser.

Bobbie y yo estábamos una vez en Florida y nos fuimos a ver a un amigo que es neurólogo. Cuando llegamos estaba con un paciente, así que nos sentamos en la sala de espera. Unos minutos más tarde, una enfermera entró y me dijo: «Voy a llevar a una mujer a la habitación de al lado. Se irá al hospital en breve. Sólo se lo digo para que no hagan ningún ruido, porque tiene muchísimo dolor. Tiene migraña desde hace más de una semana».

Cuando la enfermera se fue, pensé: «¿Qué se puede perder? Tal vez podría ayudar a la mujer con la imaginería guiada o algo parecido». Así que entré en la habitación de al lado y le pregunté: «¿Cómo es el dolor?».

Ella dijo: «Siento como una presión».

Si hubiera sido mi paciente, mi siguiente pregunta habría sido: «¿Cuál es la presión en su vida?». Pero le dije: «Vamos a ver la presión en su cabeza y en su vida y a aliviarla». Hice un poco de ejercicio de imaginería guiada con ella sobre el alivio de la presión y luego salí y me senté.

Unos minutos más tarde la desconcertada enfermera regresó a la sala de espera. «Ha dicho que su dolor ha desaparecido por completo y que le diga que la presión era su matrimonio», me dijo la enfermera. «Después de eso, se ha ido».

Nuestras palabras crean imágenes y nuestros recuerdos hacen lo mismo. Estas imágenes y recuerdos están almacenados en nuestro cuerpo y, cuando nos están perjudicando, finalmente se cobran su peaje. Así que es de vital importancia alimentar nuestras mentes con imágenes positivas y sanas. Es en gran medida el mensaje de muchos maestros espirituales que elijamos vernos no como enfermos y discapacitados, sino enteros y llenos de potencial.

LA RECETA DEL DOCTOR

> *Si estamos enfermos a causa de estas imágenes intolerables, nos ponemos bien debido a la imaginación.*
>
> James Hillman[3]

Encuentra una posición cómoda. Mira hacia arriba y deja que tus párpados se cierren suavemente mientras te concentras en tu respiración, exhalando residuos, inhalando inspiración. Permite que una ola de paz se mueva a través de tu cuerpo mientras inspiras vida. Cuando te sientas preparado, da un lento paseo mental a través de tu cuerpo. Busca cualquier herida del pasado. Ama esas zonas; observa cómo se curan y vuelven a ser saludables y normales de nuevo. Visualiza tu cuerpo haciendo lo que quieres que haga. Continúa paseando mentalmente hasta que hayas viajado por todo el cuerpo. Tómate tiempo para disfrutar del viaje.

Cuando hayas terminado, piensa en las zonas de tu cuerpo donde ahora tienes, o has tenido, malestar u otros síntomas. Pregúntate a ti mismo qué palabras utilizarías para describir tu experiencia de la enfermedad o los síntomas. Ahora piensa en las relaciones en tu vida que podrías describir con las mismas palabras. Si una relación o situación está afectando a tu salud, deja la relación o acaba con la situación. Piensa en qué otras cosas en tu vida podrían describirse de la misma manera. Cuando lo identifiques, elimínalo de tu vida y también encontrarás alivio para tus síntomas.

A medida que sanas tu vida, tu química interna cambia y tu cuerpo se beneficia. Encuentra la armonía y el ritmo que sean auténticos para ti, en lugar de aceptar lo impuesto por otros. No tengas miedo de imaginar tu yo ideal; tu cuerpo tiene el potencial de crear aquello que visualices. Y, cuando tu salud no sea el problema, observa cómo el amor puede sanar tu vida y curar tu enfermedad.

Capítulo 4

Los sueños: el taller creativo del cerebro

> *El sueño, de ninguna manera es una cosa muerta que cruje como papel seco. Se trata de una situación viva; es como un animal con antenas, o con muchos cordones umbilicales.*
>
> Carl Gustav Jung[1]

En algún momento de nuestro pasado dormir era una tarea peligrosa. Te acostabas en tu cueva o refugio, y al cabo de no muchas horas, podía aparecer un depredador. Muchas criaturas no duermen o duermen de pie, lo que les permite despertar y responder instantáneamente al peligro.

Adrian Morrison describe esta paradoja en su artículo «The Brain on Night Shift»: «A pesar de que nuestras ondas cerebrales se activan durante la fase REM del sueño, estamos paralizados físicamente, por no mencionar que no somos conscientes de nuestro entorno. Nosotros parecemos a todas luces indefensos, planteando preguntas desconcertantes sobre el papel de la fase REM desde el punto de vista de la evolución».[2]

Si el estado de sueño nos deja tan vulnerables, ¿por qué lo hacemos? ¿Qué hace que valga la pena el riesgo? Los sueños proporcionan a las criaturas la oportunidad de practicar un comportamiento de supervivencia en una pantalla mental. Podemos encontrarnos un monstruo o un enemigo en un sueño cuando la práctica realista no es ni práctica ni segura. Ahí podemos tener el valor de enfrentarnos y aprender de lo que nos amenaza. Cuando estamos despiertos, podemos aplicar esta sabiduría a nuestra vida consciente.

Cuando los animales duermen, las partes de sus cerebros que activan el sentido visual y otros sentidos están despiertas durante los estados de sueño, aunque sus cuerpos están en reposo. ¿Cuántas veces has visto a un perro dormido mover sus patas como si estuviera persiguiendo conejos en su sueño? Los atletas reportan que practican sus deportes en sueños en una especie de carrera de prueba onírica, mientras que los escritores han visto desarrollarse escenas de sus obras en progreso en la página del sueño. Yo he realizado cirugías en mis sueños y he aprendido de la experiencia tanto en la práctica como emocionalmente.

Tuve un sueño en la noche del Día del Padre en el que me había tocado la lotería y, cuando me desperté, me di cuenta de que era un mensaje sobre la vida como un lotería y cómo nuestros cinco hijos y sus familias me hacían sentir como un ganador. Como en este caso, los sueños también pueden confirmar las cosas en nuestra vida que son fuentes de fortaleza y que están ahí para ayudarnos.

Creo que la razón por la que dormimos no es sólo para dar a nuestro cuerpo un descanso sino también para permitir que una conciencia superior nos hable a través de los símbolos e historias de nuestros sueños. He tenido muchos sueños y experiencias que se han convertido en guías personales y me hicieron pensar en mi vida, mis acciones y en la creación en su conjunto. He llegado a aceptar que, en primer lugar, había conciencia y la conciencia estaba con Dios… y la conciencia era Dios porque Dios habla en sueños e imágenes, el idioma universal.

Los sueños y los dibujos contienen información sobre tu pasado, presente y el futuro que estás creando inconscientemente. He tenido pacientes que hicieron dibujos que incluían lugares y eventos que, como se vio después, estuvieron en su futuro. Uno de los dibujos mostraba el lugar donde un paciente moriría en un accidente, y el dibujo de otro paciente tenía detalles específicos que mostraban cómo sería su quirófano (*véase* fig. 22 en el pliego de color), aunque los pacientes nunca habían estado en esos lugares.

En el capítulo 3 hablamos de la visualización creativa. Mientras escuchamos un ejemplo de la imaginería guiada en un CD o uno explicado por el instructor de un taller, dejamos atrás las preocupaciones y responsabilidades. La voz guía nos anima a emprender un viaje dirigido por nuestra intuición e imaginación. Al dejar ir nuestro ego y mente conscientes, entramos en un ambiente relajado, seguro y creativo donde el cuerpo y la psique se fusionan. En el mundo de la visualización guiada, somos capaces de formar puentes hacia la energía afectuosa y pacífica que reside dentro de nosotros y que nutre, sana y promueve el bienestar.

Cuando soñamos, pasamos por un proceso similar pero en lugar de seguir la voz de otra persona, nos convertimos en nuestro propio facilitador de imágenes. El sueño es nuestra conexión con nuestro guía subconsciente, nuestra alma, nuestro yo superior.

El lenguaje de los sueños es sobre todo pictórico, a menudo simbólico, y utiliza todos nuestros sentidos y emociones. Cuanto más extrañas son las imágenes, es más probable que nuestro subconsciente quiera que les prestemos atención. Todas las imágenes oníricas son aspectos de diversas partes del soñador. A menudo, cuando describes lo que había en tu sueño, te das cuenta de lo que representa en tu vida o en tu cuerpo.

Por ejemplo, si estás sometido a un gran estrés de retos implacables durante el día, es posible que tengas un sueño en el que te persigue una multitud enfurecida. Con los pies demasiado pesados para correr, mueves los brazos con todas tus fuerzas hasta que tu cuerpo se eleva milagrosamente por encima de las manos extendidas como garras de esa multitud de personas. Volar parece ser lo más natural. Te elevas cada vez más alto hasta estar por encima de las nubes y, con una sensación de gran alivio, te sientes como un niño otra vez, jugando en el cielo.

Un sueño como éste nos enseña que somos capaces de elevarnos por encima de nuestros miedos y preocupaciones. Al hacerlo, nos libera y nos da la libertad de ser nosotros mismos y saber que podemos vivir en la alegría del momento. Esta experiencia onírica de sentirse como un niño que juega también puede ser un mensaje terapéutico de un guía interior que nos dice que nos tomemos un día libre, caminemos por la playa o comencemos a practicar meditación o yoga y calmemos el turbulento estanque interior hasta que nuestra reflexión sea visible.

Nuestros sueños también nos alertan sobre los peligros que nuestra conciencia desconoce, tales como el desarrollo de una enfermedad en el cuerpo. Como he señalado anteriormente, Carl Jung interpretó el sueño de un paciente y diagnosticó correctamente un tumor cerebral. He tenido experiencias similares con mis pacientes, y me han resultado útiles muchos de sus sueños en el diagnóstico de enfermedades físicas. Cuando un paciente viene a verme y me dice: «Mi mamografía era normal, pero mi sueño no», yo siempre respondo: «Muy bien, vamos a hacer una biopsia». A través de los años, me di cuenta de que cada vez que uno de los sueños de mis pacientes les decía algo así, la biopsia resultaba en un diagnóstico de cáncer. He aprendido a respetar la sabiduría interior de los pacientes, ya que siempre tenían razón. Conozco a varios pacientes que tuvieron que ver a cinco médicos antes de que uno finalmente accediera y le hiciera una biopsia que reveló el cáncer. También conozco casos de pacientes que murieron por no seguir la advertencia de su sueño, o cuando los médicos no les escucharon y el paciente no persistió ni insistió en que le hicieran una biopsia.

Susan Hoffman compartió su historia en mi última colección, *El libro de los milagros*. En su sueño, una mujer asiática menuda con dedos delgados tocaba la parte superior de su pecho derecho y le decía: «El cáncer está justo ahí». Cuando Susan se despertó, se encontró un bulto exactamente en el lugar donde la mujer de sus sueños la había tocado, así que se fue a su médico y le programaron una biopsia. Días más tarde, Susan fue a UCLA para hacerse la biopsia. Escribió: «Me pusieron en una habitación en la que los médicos entraron y palparon el lugar del tumor. Cuando se fueron y empecé a vestirme, una doctora asiática vino corriendo para decir que tenía prisa por llegar a una cirugía, me tocó el pecho y dijo: «Oh sí, está justo ahí, el cáncer está justo ahí». Inmediatamente Susan reconoció que la mano de esa doctora era la de su sueño.[3]

Hace años, cuando expulsé orina con sangre, mis colegas querían que fuera inmediatamente a que la analizaran. Yo estaba muy ocupado y no escuché sus inquietudes ni programé una cita para examinarla. Esa noche tuve un sueño en el que yo estaba sentado en nuestro grupo de apoyo de cáncer, y todos nos estábamos presentando. Cuando llegó mi turno, antes de que pudiera decir nada, todo el mundo se volvió hacia mí y dijeron: «Pero si tú no tienes cáncer». Así que supe que estaba bien, y lo estaba. Fui a ver a un urólogo y me trató la infección, pero lo hice sin estrés ni miedo debido a mi confianza en el sueño.

Un paciente le habló a su médico acerca de un sueño que tuvo en el que un castor no cesaba de obstruir el curso de un río. Le causó tanta angustia que se despertó y no consiguió sacarse el sueño de su mente. Incluso habló con su médico acerca de ello durante un chequeo. Su médico hizo la conexión simbólica entre los ríos y las arterias y, de inmediato, le pidió hacerse unas pruebas. Éstas revelaron que el hombre tenía una arteria coronaria obstruida, una afección que, de no haberse tratado, habría puesto fin a su vida.

Algunos sueños nos preparan para duras noticias. Andrea Hurst se sentía atrapada en un matrimonio infeliz con una pareja cuyo comportamiento abusivo le hacía sentirse deprimida, impotente y sin un lugar donde ir. Una noche soñó que caminaba con una multitud de personas que llevaban carteles y se manifestaban por algo por lo que era realmente importante luchar. Ella se asustó de la multitud creciente y se echó a un lado, pero sabía que tenía que tomar una decisión, ya fuera luchar junto a ellos o huir. Era consciente de que había mucho en juego. Haciendo acopio de todo su valor, decidió luchar y se reincorporó a la manifestación.

Poco después del vívido e inquietante sueño, Andrea fue diagnosticada de cáncer de mama. Al principio se sintió tentada a rendirse, pero recordó el sueño y decidió no renunciar a ella misma. Andrea accedió a someterse a una operación. Se apoderó de mis libros y cintas y mantenía un diálogo diario con Dios. «Tan pronto como me di cuenta de que estar atrapada no era mi realidad, sino más bien mi perspectiva, tuve una sensación de recuperar el poder y mi perspectiva cambió», me dijo después. «Ya no me sentía como una víctima de las circunstancias. El sueño ilustró que podía hacer lo que era bueno para mí y me dio el valor para romper mi matrimonio. Una vez que me hube marchado, creé un ambiente de paz y amor para mí misma, un ambiente que apoyara los efectos positivos de mi cirugía y mi tratamiento».

Otra mujer se sentía en conflicto con la terapia que ella y su doctor habían decidido. Cuando soñó con un gato blanco que reveló que su nombre era Milagro y que le dijo qué tratamiento era mejor para ella, lo anotó todo y consiguió que su médico siguiera el consejo de Milagro. Ella escuchó su voz interior, la sabiduría de su sueño, y años más tarde estaba viva, sana y bien.

Muchas veces he conocido a pacientes que habían visto estructuras anatómicas en sus sueños, a pesar de que no tenían conocimiento consciente del aspecto que tienen estas estructuras en el cuerpo. Una mujer se negó a someterse a una cirugía para extirpar su glándula del timo como tratamiento para la miastenia gravis. Tras muchas semanas de deterioro de su salud, tuvo un sueño acerca de un objeto gris con extensiones en forma de dedos que crecía en su cuerpo. Le preguntó a su médico qué aspecto tenía un timo normal y, cuando él lo describió, ella se dio cuenta de que el suyo no era normal, por lo que accedió a la cirugía. Cuando se despertó, le pidió a su médico que le describiera el aspecto del timo enfermo. Él levantó la mano, la retorció y dijo: «Parecía algo así, con extensiones en forma de dedo». Su timo contenía un tumor maligno, y su sueño lo había retratado con precisión.

Al igual que el artista pierde la conciencia del mundo mientras pinta en su lienzo, durante el estado de sueño nuestra conciencia analítica está temporalmente apartada, evitando la interferencia del ego. En lugar de interrumpir nuestro sueño con un pensamiento de censura como: «Esto es ridículo; no prestes atención a esto», nos sentamos y observamos mientras vemos cómo la película se desarrolla en la pantalla. Arrastrados al mundo de los sueños, experimentamos sensaciones agudas, deseos y el conocimiento por medio de la configuración de los sueños, las acciones, los sonidos, las imágenes, los olores, e incluso también los sabores.

Cathy Thayer era una maestra de veintiocho niños con necesidades especiales. Le gustaba su trabajo y se dedicaba a sus alumnos, pero las exigencias mentales, físicas y emocionales que se imponía habían estado afectando seriamente a su salud. Al final de su primer año de enseñanza, Cathy fue diagnosticada de cáncer de mama. Ella se negó a renunciar a sus alumnos y, a pesar de someterse a quimioterapia y tratamientos de seguimiento en los siguientes cinco años, continuó enseñando.

Una mañana Cathy despertó sintiéndose agotada y profundamente afectada. Había soñado que cientos de personas habían estado acampando en su césped. Sin prestar atención a sus súplicas de paz y tranquilidad, los campistas habían hecho hogueras con el mobiliario de su jardín, habían esparcido basura, habían utilizado el césped como inodoro y no paraban de hacer ruido. «Los campistas traspasaron todos mis límites y no tenían ningún respeto hacia mí como persona», me dijo Cathy. «Actuaban como si yo estuviera allí solamente para abastecerles. Cubrir sus necesidades estaba arruinando mi vida».

Después de que el sueño se repitiera varias veces, advirtiéndole de que no había resuelto el problema, Cathy se dio cuenta de que su subconsciente estaba tratando de mostrarle lo que el estrés de la enseñanza a personas con necesidades especiales le estaba haciendo a ella. «Yo no había estado escuchando a mi cuerpo, así que mi subconsciente decidió sacudir mis hombros y gritar, "¡Despierta! ¡Tu trabajo te está matando!". En ese momento tomé la decisión de dejar la enseñanza a tiempo completo. Desde entonces mi salud ha mejorado mucho; el cáncer ha desaparecido y el sueño no ha vuelto».

Hace muchos años, una de mis pacientes se enfrentaba a una decisión sobre su tratamiento. Ella hablaba de un sueño en el que tenía que elegir entre tomar el ascensor o las escaleras. Eligió las escaleras. Después de discutirlo conmigo, llegó a la conclusión de que su sueño mostraba que estaba decidida a confiar en sí misma en lugar de utilizar métodos mecánicos para curarse. Aunque sabía que las escaleras eran como una cuesta arriba, se sentía mucho mejor al elegir métodos que derivasen de su propia sabiduría y fuerza interior.

A veces los sueños salvan vidas cuando los médicos pasan por alto alguna información vital. Ruth estaba siendo tratada con medicamentos para el dolor en el abdomen inferior. Una noche tuvo el mismo sueño cuatro veces; se repetía después de despertarse y dormirse de nuevo. En su sueño, un hombre muy gentil sostenía un cuchillo de forma no amenazante sobre el lado izquierdo de la parte baja de su abdomen. Cuando por fin se dio cuenta de que el sueño le estaba diciendo que necesitaba una operación, fue capaz de dormir sin perturbaciones. Al día siguiente concertó una cita con su ginecólogo. Le pidió al cirujano que le extirpara la trompa y el ovario del lado izquierdo y el útero. Después de la cirugía, el informe patológico mostró que había tenido un tumor de crecimiento rápido en el lado izquierdo de su útero.

Los sueños también pueden abrir la puerta a mensajes de amor, consuelo y aprobación, mensajes que cruzan las barreras físicas erigidas por nuestra conciencia, intelecto o ego. Estos sueños a menudo reconocen que el camino por el que vamos es el correcto, o nos puede mostrar una fuente de fuerza y de esa manera apoyarnos y animarnos en nuestro viaje. Cuando tu lado intuitivo conoce el camino correcto en un nivel profundo, participa con tu conciencia y la dirección de tu vida se vuelve clara.

Poco después de comenzar los grupos de apoyo de cáncer, me pregunté si lo hacía por razones no saludables relacionadas con mi miedo al cáncer y la muerte. Esa noche tuve un sueño en el que yo era un pasajero en un coche que se caía por un acantilado; todo el mundo estaba gritando, pero yo estaba tranquilo con la idea de la muerte como consecuencia. Me desperté sabiendo que el miedo no era mi problema. Así como me hice cirujano para arreglar las cosas y no porque me guste cortar a las personas, mi sueño confirmó que dirigía el grupo por motivos de salud.

Después de su liberación de un hospital psiquiátrico tras un intento de suicidio, Kelly comenzó a trabajar mediante un programa de recuperación de doce pasos para hacer frente a la adicción a las drogas y el alcohol. En su carta me describió un sueño que retrataba la fuerza y la sabiduría con símbolos que eran significativos para ella.

> Gran parte de mi pronta recuperación estuvo envuelta por un aluvión de emociones y miedo que nunca parecían abandonarme. Pero la noche en que alcancé los seis meses de sobriedad, tuve un sueño que me dio una nueva conciencia.
>
> Me encontraba mirando a los ojos de un león que parecía como si se hubiera tragado el sol, una luz muy intensa emanaba de ellos. El león estaba rodeado por remolinos de agua de color azul oscuro y, bajo la superficie, su pata delantera derecha estaba encadenada. Un pequeño cachorro de león, precioso e inocente, estaba encadenado al león adulto, y sentí un fuerte deseo de protegerle. A pesar de mi miedo, estaba asombrada por la fuerza y la potencia bruta del león. Estaba aterrada y temblando, pero me las arreglé para liberar al cachorro, al tiempo que evitaba en lo posible al león adulto.
>
> Una vez que el cachorro estuvo libre, me di la vuelta para mirar a aquella magnífica bestia de luz y oro, y me recordó lo cerca que había estado de perderlo todo, de perderme a mí misma. Me había sentido muy avergonzada porque no había logrado nada en la vida y había tratado de tirar mi vida a la

basura. Pero ahora estaba enfrentándome a mis miedos y emociones sin el uso de productos químicos. Estaba haciendo el trayecto a través de la aceptación, la voluntad y la fe. Salvar al cachorro de león demostró mi valor y fortaleció mi compromiso. El sueño me hizo ver lo mucho que he logrado en seis meses. Ahora no tengo nada de qué avergonzarme y lo tengo todo para quererme a mí misma.

El proceso de reestructuración de tu vida, de convertirte en una persona auténtica, requiere que te veas dinámico, siempre cambiante y *convertible*. Con frecuencia me gusta recordar que los finales son comienzos, y que la Biblia termina con una revelación, no con una conclusión. Nuestros sueños, como el león de Kelly, ilustran este aspecto y nos animan a seguir luchando. Es el proceso de la vida lo que es importante, con lo que todos luchamos, no el producto final o el resultado. La vida es un viaje. En lugar de buscar el sentido de la vida, traemos el sentido a nuestras vidas por la forma en que nos amamos a nosotros mismos y al mundo.

A veces los sueños nos ayudan a dejar de lado cosas de nuestro pasado que ya no son útiles. Cuando Jean era una niña, su madre murió de cáncer de mama que había hecho metástasis en los huesos. Jean no recibió asesoramiento ni ayuda de apoyo de los adultos que le rodeaban, y no le permitían expresar su pena después de la muerte de su madre. Más tarde, en sus años de adulta, Jean sufrió de ataques de pánico crónicos que la dejaban paralizada por el miedo y era incapaz de conducir. Como era la única persona en la familia que *podía* conducir, era un problema difícil que afectó a todos los miembros de su familia.

Jean decidió asistir a un retiro espiritual que se celebraba en un lugar donde jamás había estado. Una semana antes del evento, soñó que iba a un gran hotel que daba a un hermoso jardín. Una larga escalera llevaba a las habitaciones de arriba desde el vestíbulo principal, y las clases tenían lugar en salas de la planta baja. Una enfermera bajó por las escaleras y le preguntó a Jean si quería ver a su madre, que había estado viviendo en secreto en el hotel durante todos esos años. Atrapada por la esperanza, el miedo y el impacto, Jean salió al jardín, sin mucha seguridad de reunirse con su madre de nuevo. Perderla la primera vez había sido demasiado doloroso. Finalmente, accedió al encuentro y la enfermera fue a buscar a su madre. Pero la enfermera volvió sola y anunció que la madre de Jean acababa de morir. No podría tener lugar el encuentro. Jean despertó del sueño con los sollozos que había reprimido cuando era una niña.

Una semana más tarde, Jean llegó al retiro espiritual sólo para descubrir que el hotel era el mismo que el de su sueño. Al principio quiso darse la vuelta y correr, pero su curiosidad la convenció para quedarse. El tercer día de retiro, Jean salió al jardín durante un descanso. Una voz que parecía venir de la nada le decía que durante todos esos años se había aferrado a su dolor sólo porque era la última cosa que la conectaba con su madre. Jean temía que si dejaba de lado el dolor no quedaría nada más que un vacío. «Está bien que lo dejes ir», dijo la voz. «No tienes nada que temer. Nunca estás ni estarás sola, porque yo estoy contigo».

Jean no le contó a nadie su experiencia en el retiro. Más tarde ese día, el instructor del retiro le dio un trozo de papel. En ella estaba impresa la siguiente cita bíblica: *No temáis, pues yo estoy con vosotros.* Desde entonces, Jean no ha tenido otro ataque de pánico. Su sueño se convirtió en su conexión con el espíritu superior que la amaba y la sanó desde dentro.

Oír una voz no significa que te estés volviendo loco. Yo he oído voces muchas veces y siempre me han ayudado a sanar mi vida y mis emociones.

Claire Sylvia, la paciente excepcional de la que hablé por primera vez en la Introducción, tenía sueños vívidos después de su trasplante de corazón y pulmón. A través de sus sueños tras la cirugía, empezó a conocer al donante y a confiar en lo que intuitivamente sabía que era una verdadera comunicación con su espíritu. Mientras que este fenómeno no ha sido registrado por la mayoría de los destinatarios de trasplantes, muchos han afirmado que tuvieron recuerdos postoperatorios o desarrollaron nuevas preferencias que se originaron con sus donantes de órganos. Claire se sorprendió cuando de repente quería beber cerveza, comer *nuggets* de pollo y conducir una motocicleta. Algunos receptores de órganos, como Claire, también han explicado tener sueños relacionados con el donante.

Claire describió el «sueño más inolvidable de mi vida» en su libro *Baile de corazones*. En el sueño, ella se hallaba al aire libre con un esbelto joven y disfrutaban estando juntos. Cuando llegó el momento de irse, se besaron. Ella escribe: «Mientras nos besamos, lo inhalo. Es como la respiración más profunda que jamás haya tomado, y sé que [él] estará conmigo para siempre».[4]

El joven apareció en muchos más sueños de Claire y, a lo largo de los años, le mostró cosas que le ayudaron a localizar a la familia del donante y a confirmar que las impresiones visuales y los recuerdos del visitante de sus sueños eran, de hecho, los del joven cuyo corazón y pulmones habían dado vida a su cuerpo.

Nuestras mentes y cuerpos están en constante comunicación entre ellos, y la mayor parte de esto ocurre al nivel de la inconsciencia. Debido a esto, a menudo aconsejo a los pacientes que comiencen a grabar sus sueños. El cuerpo no se puede comunicar excepto mediante símbolos, y mientras que la imaginería simbólica en los sueños puede ser difícil de entender al principio, con la práctica y una guía podemos aprender a interpretar nuestros sueños.

Mediante el uso de la imaginería y el registro de nuestros sueños, desbloqueamos y abrimos el cofre del tesoro del inconsciente.

La doctora Gillian Holloway ofrece un sencillo plan de cinco pasos para recopilar e interpretar los sueños en su libro *Dreaming Insights*. Ella anima a la persona que registra sus sueños a que, antes de acostarse, introduzca la fecha en la página de su diario, escriba una breve descripción de los acontecimientos de ese día, y siga con una pregunta que le gustaría que su sueño le contestara. Holloway recomienda que al anotar el sueño por la mañana el escritor utilice el tiempo presente, lo cual le ayudará a volver a entrar en el sueño.⁵

Una lectora que probó este método me escribió diciendo que, por primera vez, fue capaz de recordar no sólo un sueño, sino tres. Anotar y analizar la progresión de los tres sueños al despertar le dio una valiosa información.

> Antes de acostarme estaba preocupada por una ruptura no deseada de una relación y les pedí a mis sueños que me ayudaran a entender lo que tenía que aprender de esto. Mientras dormía, pensaba que estaba despierta y sentí una presencia a mi lado que observaba los sueños. Tras cada uno de ellos me desperté y escribí algunas palabras clave con alguna dificultad mientras seguía medio dormida. Por la mañana recordaba los tres sueños a todo color y fui capaz de escribir de forma coherente sobre lo que había visto y cómo me sentía en cada sueño.
>
> Cuando miré los objetos y acciones simbólicas en los sueños me vinieron frases a la cabeza, así que también las anoté. En una escena me dirigía por un camino y llegaba a un lugar donde se dividía. A la derecha vi un abeto gigante; sus ramas estaban cubiertas de miles de nuevos y cautivadores brotes verdes. Era tan bello que opté por entrar en ese camino. Me vino a la mente un verso del poema de Robert Frost sobre dos caminos que divergían en un bosque amarillo, así como la importancia de los brotes verdes que prometían abundancia y vida si seguía ese camino.
>
> Cuando terminé de anotarlo todo, me sentí como si se hubieran unido las piezas dispersas de un rompecabezas y fui capaz de ver y entender la situación. Me di cuenta exactamente de lo que tenía que aprender de los recientes e inquietantes acontecimientos y me sentí en paz con mis nuevas circunstancias. Todo es tal y como estaba destinado

a ser, y es todo bueno. Ahora estoy deseando usar mi diario de sueños como una herramienta creativa y divertida para el crecimiento.

LA RECETA DEL DOCTOR

> *Un sueño que no se interpreta es como una carta que no se lee.*
>
> El Talmud

Guarda un cuaderno y un bolígrafo en tu mesita de noche. Después de despertarte, escribe tus sueños con tanto detalle como sea posible. Escribe cada pequeña cosa que recuerdes, aunque no parezca importante. No te preocupes por la calidad de la escritura; simplemente plasma el sueño en un papel. Incluye los sentimientos que experimentaste durante el sueño y los que persistieron al despertar. Cuando hayas terminado de escribir, permanece atento a temas recurrentes, patrones, imágenes simbólicas y signos. Toma notas en los márgenes y subraya cosas que destaquen. Haz esto durante una semana. Es posible que desees hablar de lo que has escrito con tu pareja ideal o un consejero. ¿Pudiste aclarar alguna cosa que antes estaba oculta? ¿Percibió tu pareja alguna cosa que tú habías ignorado?

Capítulo 5

Los dibujos: cuando el consciente y el inconsciente no se ponen de acuerdo

Arte es cuando oyes la llamada de tu alma y respondes.

TERRI GUILLEMETS[1]

Cuando nos damos cuenta de que las imágenes y los símbolos de los sueños son un diálogo entre nuestra inteligencia psíquica o somática y nuestra mente consciente, es fácil ver que los dibujos también pueden ser una forma de comunicación con la conciencia colectiva y nuestro yo superior. Conocí los dibujos espontáneos en un taller llevado a cabo por Elisabeth Kübler-Ross a finales de 1970. Kübler-Ross, psiquiatra, jungiana y autora de *On Death and Dying*, dedicó su vida a mejorar el conocimiento de los profesionales médicos de la muerte como un proceso de crecimiento que conlleva varias etapas de ajuste (negación, ira, negociación, depresión y aceptación), e influyó favorablemente en el concepto de residencia y de cuidados de pacientes con enfermedades terminales.[2]

Una de las herramientas terapéuticas de Kübler-Ross para abrir la comunicación entre el paciente moribundo y las personas involucradas en la atención de ese paciente fue el uso de dibujos espontáneos.

Los dibujos ayudaron a revelar problemas emocionales que los pacientes y los miembros de la familia no habían discutido porque no se sentían cómodos, y estos dibujos proporcionaron otro medio para identificar asuntos pendientes antes de que la muerte tuviera lugar.

Después de haber aprendido sobre el significado de los sueños y de haber sido testigo de los efectos positivos de la visualización guiada, estaba emocionado por asistir al taller de Kübler-Ross, conocer a Elisabeth y obtener una nueva herramienta quirúrgica jungiana para compartir con mis pacientes.

A lo largo del fin de semana, una serie de pacientes y de profesionales de la salud tuvieron la oportunidad de compartir sus emociones y experiencias en la vida y crear dibujos. Estos talleres fueron seguidos de sesiones en las que Elisabeth introdujo y puso en práctica las técnicas de interpretación que utilizaba.

Me sorprendió la autenticidad de lo que Elisabeth me reveló a partir de mis dibujos, cosas que había estado ignorando conscientemente y ella sacó a la luz a través de sus preguntas y observaciones. Por ejemplo, opté por dibujar una escena al aire libre que representaba una montaña nevada y, debajo de ella, un estanque con un pez saltando fuera del agua.

Cuando Elisabeth estudió mi dibujo, su primera pregunta fue: «¿Qué estás encubriendo?».

«¿Qué quieres decir?», le pregunté. Pensaba que mi dibujo revelaba cuánto valoro la paz y la belleza de la naturaleza. Entonces señaló la nieve.

«Has utilizado un lápiz de color blanco en un papel blanco. Poner blanco sobre blanco no era necesario; has añadido una capa que sugiere que estás cubriendo algo. También has dibujado un pez, un símbolo espiritual, pero está fuera del agua».

Un año antes del taller, me había afeitado la cabeza. Muchos pensaron que lo hacía para apoyar a mis pacientes de cáncer, pero fue simplemente un deseo interno que no pude resistir. No tenía ni idea de cuál había sido mi motivación hasta ese día en el taller. De repente me di cuenta de que había estado manteniendo a raya mis sentimientos, así como mi espiritualidad, con el fin de protegerme del dolor que sentía por no poder curar a todos mis pacientes. Cortarme el pelo había sido un intento simbólico de destaparme, pero necesitaba destapar algo más allá de la piel.

El pico nevado y el pez que saltaba ilustraban mis sentimientos de separación de mi yo espiritual y afectuoso, al igual que mi cabeza rapada no trataba de dejar mi piel al descubierto, sino que era un acto simbólico como el de un monje que descubre su cabeza como símbolo para descubrir su espiritualidad. Una vez hube comprendido eso, encontré la paz interior y Elisabeth se convirtió en mi guía y profesora.

Las ideas que recopilé en el taller confirmaron que existía una comunicación entre mi consciente y mi subconsciente a través de los dibujos. Lo que me entusiasmó como médico, sin embargo, fue lo que observé en los dibujos de las personas que asistieron. No sólo había aspectos psicológicos de sus vidas reflejados en sus bocetos, sino que también muchos de ellos dibujaron aspectos de sus cuerpos y enfermedades anatómicamente correctos sin darse cuenta de que lo habían hecho. Al ser cirujano, reconocí las estructuras anatómicas de las que los pacientes y los psicólogos solían tener poco o ningún conocimiento. Debido a los aspectos físicos y psicológicos de los dibujos, estaba convencido de que su práctica crearía un valioso medio de comunicación entre pacientes, médicos y otras personas involucradas en el cuidado de los pacientes. Volví a mi consulta y al hospital armado con una caja de lápices de colores, mis nuevas herramientas de cirujano.

Muchos médicos se negaron a creer lo que les estaba contando; no era algo a lo que hubieran estado expuestos a durante su formación. En la facultad de medicina no se enseña cómo enseñar a tus pacientes a inducir la autocuración. Así que hasta que los médicos experimentaron y participaron en lo que había observado, se negaron a aceptarlo.

Los dibujos espontáneos son un excelente recurso para la prevención, diagnóstico, pronóstico y tratamiento de una enfermedad. Más que *reemplazar* las intervenciones médicas, los dibujos se convierten en un *recurso adicional* y mejoran la habilidad del médico. Llegando a comprender al paciente a partir de la sabiduría del subconsciente, tanto el médico como el paciente pueden tomar mejores decisiones terapéuticas. La gente pensaba que estaba loco cuando les pedía a mis pacientes que hicieran dibujos antes de recomendar cualquier tratamiento o tomar decisiones, pero cada vez que los pacientes conseguían superar su miedo por no ser artistas y terminaban dibujando, sus obras resultaban ser poderosas guías que no podíamos darnos el lujo de ignorar.

Los médicos no reciben preparación sobre cómo hablar con las personas, así que cuando dicen: «Vamos a darle quimioterapia y estos son los efectos secundarios… », no lo preceden de: «Esto le va a curar o va a prolongar su vida». Es como los anuncios de televisión: después de decirte que una píldora es buena para ti, te dicen que podría provocarte un ataque al corazón, hacer que tu hígado falle, dejarte estéril, hacer que se te caiga el cabello o matarte. Aunque el final de los anuncios es aterrador, por lo menos empiezan con los beneficios de un medicamento antes de decirte los posibles efectos secundarios. Lo que los pacientes escuchan decir a los médicos sobre los efectos secundarios está redactado para que ni el hospital ni el médico sean demandados. Ni el hospital ni el médico piensan en el efecto que tienen las palabras de una figura autoritaria en los sentimientos de un paciente y en su proceso de toma de decisiones. Por eso yo siempre empiezo diciendo: «Esto puede ponerle bien y añadir años a su vida» o «Le puede curar. Hay algunos efectos secundarios, pero no los padece todo el mundo». Yo lo llamo «engañar» a las personas para que se curen. Sesgo la información en su beneficio acentuando lo positivo, porque se puede convencer a la gente para que tenga salud o para que enfermen.

Un hombre que vino a verme en una ocasión insistía en que no quería quimioterapia a pesar de que era el tratamiento recomendado para su cáncer. No era capaz de expresar el motivo de su preocupación, pero yo estaba seguro de que sabía cuál era el problema. Tenía miedo de los efectos secundarios por lo que su médico le había dicho. Le pedí a este hombre que hiciera un dibujo del tratamiento recomendado (figura 18). Dibujó la quimioterapia como un líquido amarillo que entraba en él, no en todo su cuerpo y haciéndole enfermar, sino que iba directamente al cáncer. Venía del este y parecía la luz del sol, un signo positivo de energía. En el lado izquierdo de la página, uno de sus glóbulos blancos estaba montando un caballo y perforando el cáncer. Le expliqué que su intuición le decía que la quimioterapia era el tratamiento adecuado para él y que iba a funcionar.

Cuando se conecta con la sabiduría interior de un paciente, éste reconoce que no procede del médico, sino de su interior y de repente se enciende la bombilla; ese momento de iluminación se produce y se puede ver en su rostro. En ese instante le dije: «Vaya y sométase a la quimioterapia; es lo que debe hacer». Su actitud había cambiado y fue capaz de aceptar el tratamiento recomendado. Abordó su tratamiento de quimioterapia con esperanza y confianza, y resultó ser la elección correcta.

Otro paciente hizo un dibujo de su cocina con todos los miembros de su familia boca abajo, como si estuvieran haciendo el pino. Le pedí que me explicara lo que estaba pasando y me dijo que había elegido tratar su cáncer con una dieta macrobiótica en lugar de la quimioterapia. «Los niños ya no comen conmigo. Mi esposa odia prepararla y no me gusta comerla. Preferiría hacer quimioterapia». Hasta que ese dibujo reveló su creciente sensación de tristeza porque la dieta estaba socavando sus relaciones familiares y sus sentimientos de pérdida por no haber sido capaz de compartir las comidas con ellos, no había podido expresar su descontento acerca de su decisión de no recibir quimioterapia.

«No tiene que tratar su cáncer con verduras», le dije. «Todavía puede optar por la quimioterapia y el tratar el cáncer de esa forma». Sus ojos se iluminaron y parecía contento por primera vez desde que entró en mi consulta. Ver sus verdaderos sentimientos ilustrados en un papel le motivó a elegir lo que su instinto sentía que era lo adecuado para él y recibió el tratamiento de quimioterapia.

Cuando la mente subconsciente y la mente consciente, las dos fuentes de sabiduría de un paciente, entran en conflicto acerca de un tratamiento, el paciente inevitablemente sufre más problemas y efectos secundarios. Puedes tener dos pacientes con el mismo tipo de cáncer recibiendo el mismo tratamiento. Pero cuando un paciente dibuja el quirófano y todo lo que se puede ver es a este paciente solo y acostado en la mesa de operaciones, tendrá más problemas relacionados con el dolor y los efectos secundarios postoperatorios (figura 57). Cuando otra paciente dibuja a un cirujano sin mascarilla que la sostiene con música, amor, Dios y el arcoíris, despertará de la cirugía dolorida pero libre de un dolor mayor o de efectos secundarios y se recuperará rápidamente (figura 58).

El miedo al tratamiento no expresado por los pacientes se puede identificar a menudo por las imágenes en sus dibujos. Cuando un paciente dibuja una imagen negativa como la de su jeringa de quimioterapia llena de un líquido negro (figura 52), le pido que visualice la misma terapia con un resultado positivo, libre de efectos secundarios. Grabé un CD titulado *Getting Ready* que ayuda a los pacientes a adoptar pensamientos positivos e imágenes bellas relacionadas con su tratamiento. Estas imágenes llegan a ser autohipnóticas y ayudan a los pacientes a tomar la decisión correcta y preparar sus cuerpos para esperar un resultado positivo, sea el tratamiento que sea. Al cabo de una semana más o menos, el próximo dibujo del paciente tendrá un aspecto diferente en comparación con la versión original y confirmará que el conflicto entre el intelecto y la intuición se ha resuelto en beneficio de ese paciente. El tratamiento puede entonces seguir adelante con pocos o ningún efecto secundario y producirá mejores resultados. Si un paciente no puede visualizar un resultado positivo, intento ayudarle a aclarar la diferencia entre tratar de no morir y elegir lo que es correcto para él.

En capítulos anteriores, hemos discutido el poder de la visualización creativa para estimular la reacción del sistema inmunitario a la quimioterapia y al cáncer. Cuando un paciente dibuja su tratamiento y muestra a los glóbulos blancos eliminando el cáncer (figura 59) o dibuja rayos de luz dorada atravesando su cuerpo (figura 58), está utilizando herramientas proporcionadas por Dios para la curación autoinducida. Cualquier cosa que imaginamos y en la que nos concentramos envía un mensaje a nuestro cuerpo, así que cuando dibujamos imágenes de curación nuestro cuerpo se deja llevar por ellas. Después de la visualización guiada, si el dibujo de un paciente muestra símbolos e imaginería positiva (figura 64), no me preocupa el resultado de su tratamiento. Estas personas tienen un registro de recuperación notable y sé que ese paciente se va a poner bien.

La enfermedad suele afectar allí donde el cuerpo ha almacenado recuerdos dolorosos del pasado. La sabiduría interior de un paciente reconoce que estos recuerdos necesitan ser reconocidos con el fin de sanar. La psicóloga y escritora Alice Miller dice: «La verdad sobre nuestra infancia se almacena en nuestro cuerpo y algún día el cuerpo pasará su factura... hasta que dejemos de evadir la verdad».[3] En *Breaking Down the Wall of Silence*, ella dice: «Tus sentimientos verdaderamente sentidos nunca te matarán; te ayudarán a encontrar la dirección. Sólo las emociones y las necesidades no sentidas y aun así poderosas, las temidas y desterradas, nos pueden matar. Los terapeutas se sorprendieron al ver que una vez que los pacientes pudieron tomar sus emociones no deseadas en serio y desarrollarlas en un lenguaje directo y saludable, la recuperación total fue posible».[4]

El dolor nos ayuda a identificarnos y definirnos; cuando nos damos cuenta de eso y trabajamos con ello, todo el dolor se convierte en dolores de parto o de crecimiento. Cuando los dibujos espontáneos abren viejas heridas del pasado, hacen que sea posible hacer frente a las heridas psíquicas que tienen el potencial de convertirse en una enfermedad física. Y los dolores de parto valen la pena cuando damos a luz a nuestro verdadero yo.

La doctora Caroline Thomas, profesora y psiquiatra en la escuela de medicina Johns Hopkins, hizo que unos estudiantes de medicina rellenaran un perfil de personalidad y se dibujaran a sí mismos como parte de un estudio a largo plazo que continuó con un seguimiento después de que salieran de la facultad de medicina y que aún recoge datos a día de hoy. Años más tarde, Thomas estudió las historias clínicas y encontró que varios aspectos específicos de sus dibujos originales y perfiles de personalidad estaban correlacionados significativamente con las enfermedades que los estudiantes experimentaron después de la facultad de medicina y también con las partes del cuerpo que se vieron afectadas. Esto propició más investigaciones médicas para predecir con cierta precisión qué enfermedades son propensas a padecer las personas en su vida y en qué parte del cuerpo, basándose en los perfiles de personalidad. Uno de los factores para predecir el cáncer resultó ser un perfil que presentaba un bajo nivel de cercanía con los padres.[5]

Los niños en particular no están preparados para hacer frente a un trauma físico o emocional cuando sucede y son vulnerables a cualquier cosa que su figura de autoridad adulta imponga en ese momento. Si los adultos que los cuidan no les ayudan a lidiar con el trauma, los niños recurrirán a un mecanismo de supervivencia que los lleva a almacenar los sentimientos y recuerdos de los acontecimientos en su mente subconsciente y en su cuerpo, que se tratarán más adelante o nunca se resolverán. Las semillas de la ansiedad, el dolor, el miedo, el abandono y otras emociones se plantan en partes del cuerpo y permanecen en estado latente hasta años más tarde, cuando el sistema inmunológico se ve desafiado por el estrés de la pena u otro evento traumático. Es entonces cuando estas semillas se pueden manifestar en afecciones tales como el cáncer, enfermedades del corazón, enfermedades respiratorias o digestivas, alergias y demás. Estas enfermedades potenciales a menudo se manifiestan en los dibujos de los pacientes y, no sólo sus propias enfermedades potenciales, sino también las de otros miembros de la familia.

Yo estaría preocupado por una madre que hace un dibujo de su familia en el que su hijo transporta un objeto ovalado vacío que se asemeja al agujero del tronco de un árbol cercano, un símbolo de la situación de la familia en torno al cáncer de la madre (figura 61). El dibujo de esta paciente muestra a su hijo al final de la hilera, sin estar conectado a ninguna persona. La vida del niño es como el recipiente vacío que lleva bajo su brazo. Analizar un dibujo como éste permite a los padres no sentirse criticados, sino ver la soledad y el dolor no expresado de su hijo, incluso cuando se expresa de forma intuitiva en el dibujo de la madre. El padre necesita estar conectado a la madre, y los miembros de la familia unos con otros; juntos pueden tomar cualquier acción que sea necesaria para ayudar al niño a sentirse amado y apoyado mientras los miembros de la familia pasan por la terrible experiencia.

Las conexiones entre los recuerdos significativos o traumáticos y el actual estado de salud de uno mismo a menudo se revelan en los dibujos. Una vez que se han hecho visibles, la persona puede dar una atención realmente necesaria a la aflicción del pasado y al alma. Con esto nunca se trata de culpar al paciente, sino de cómo nuestras emociones crean nuestra química interna y afectan a nuestros genes y a la salud.

Un buen ejemplo de esto es una periodista no creyente que me pidió una entrevista. Enseguida me di cuenta de que esta persona realmente intelectual vivía con su cabeza, no con su corazón. Supe que no iba a ser una entrevista agradable, así que tenía que hacer algo para cambiar su punto de vista desde el principio. Le dije: «Mientras termino con los dos últimos pacientes, haz un dibujo de ti misma, por favor». Ella aceptó y, cuando me entregó su dibujo, vi una figura con una cabeza grande, así que me di cuenta de que mi diagnóstico de su actitud era correcto (figura 45). Su dibujo también contenía un reloj con una manilla que señalaba las doce.

La pregunta más segura que le podría haber hecho hubiera sido: «¿Por qué es el doce importante para usted?». Ella podría haber respondido: «Hace doce meses mi casa se quemó». Pero yo quería impresionarla realmente, por lo que me arriesgué y, señalando el reloj, le pregunté: «¿Qué sucedió cuando usted tenía doce años?».

«Significa que no me gustan los plazos».

«Pero hay una sola manilla en el reloj. ¿Qué pasó cuando tenía doce años?».

Ella se echó a llorar y me dijo que a los doce años de edad había sido objeto de abusos. Ésa es la parte que siempre me impresiona: la presencia de números en los dibujos no es casual. Desde ese momento, fue una entrevista diferente. La reportera entendió que su sabiduría interior le estaba diciendo que prestara atención a los sentimientos de la niña interior traumatizada, que dejara de esconderse del recuerdo viviendo con la cabeza y que buscara ayuda terapéutica.

Los dibujos no sólo conectan aspectos de la mente y el cuerpo, sino que también integran la vida de los pacientes fuera del ámbito clínico con aspectos somáticos de sus enfermedades. Un médico me envió un dibujo de una paciente que estaba teniendo problemas pélvicos. A pesar de haberla sometido a diversos tratamientos nadie había sido capaz de aliviar sus síntomas. Su dibujo mostraba un corazón, como los del día de San Valentín, con una gran grieta y veinte gotas de sangre que goteaban desde él. Le dije que le preguntara qué ocurrió cuando tenía veinte años y su respuesta reveló que sufrió abusos sexuales a esa edad como la etiología de su problema. Los números no siempre hacen referencia a la edad; pudo haber contestado que hacía veinte meses que ocurrió algo. Cuando recibió asesoramiento para el trauma se aliviaron sus síntomas.

Otros dibujos han identificado las causas de los síntomas. La madre de una niña estaba angustiada al creer que el agrandamiento de los ganglios linfáticos cervicales de su hija era una señal de que tenía un linfoma, una enfermedad que estaba presente en su familia. Cuando la mujer la llevó para ser examinada también llevó dos de los dibujos de la niña. En un dibujo la niña se había dibujado a ella misma con el cuello y la cara hinchada y en el otro dibujó un gato con grandes garras delanteras. Le dije a la madre que no se preocupara, que su hija tenía fiebre por el arañazo de un gato. Las pruebas y una biopsia revelaron que el diagnóstico era correcto.

Cuando exponemos el inconsciente y revelamos la verdad interior, cesa la falta de armonía entre las personas, las familias y los profesionales de la salud. El intelecto y la intuición ya no están en conflicto, por lo que se puede producir la verdadera curación. Es posible que haya médicos que digan: «¿Quién tiene tiempo para esto?». Mi respuesta es que ahorramos tiempo con el uso de los dibujos. Cuando un niño con cáncer me dice que su familia no le está dedicando suficiente tiempo, puedo hablar con seis miembros de su familia y tratar de aclarar el problema o puedo pedirle que haga un dibujo de la familia.

Una niña con cáncer dibujó a su familia sentada en un sofá. En un extremo del sofá dejó un espacio vacío para una persona más, pero ella se dibujó sentada en una silla al otro lado de la habitación. Los brazos de sus padres estaban o bien abrazando a sus hermanos o protegiéndose a sí mismos y estaban físicamente distanciados de su hija enferma (figura 62).

No necesité pasar una hora explicando a los padres que su hija se sentía abandonada, ya que una sola mirada al dibujo lo decía todo. Una vez que comprendieron el punto de vista de su hija, fueron capaces de expresar cómo su miedo a perderla había dado lugar a que se apartaran emocionalmente como un mecanismo de defensa y así poder ser fuertes para sus otros hijos. El hecho de que la niña enferma se dibujara del color espiritual púrpura también me dijo que sabía que iba a morir a causa del cáncer.

El dibujo jugó un papel importante en el cambio de conducta de los padres. Comenzaron a hablar más acerca de sus sentimientos y le dieron a su hija la atención adicional y el apoyo afectuoso que necesitaba. Esto no sólo ayudó a la niña a través de su terrible experiencia, sino que además toda la familia se unió más antes de que muriese. Cuando permitimos al espíritu y a los símbolos estar al servicio de la vida, podemos convertirnos en únicos guías e instructores de la vida para aquellos que nos importan. Podemos ser conscientes de la verdad y no ver la muerte de una persona como un fracaso. Y podemos permitirnos seguir nuestras vidas libres de culpa, tal y como pudieron hacer los padres de esta niña.

MÉTODO Y TEORÍA

Para crear tus propios dibujos o para facilitar el trabajo de los demás, no tienes que ser un artista o un terapeuta. Todo lo que necesitas son unas hojas de papel en blanco y una caja de lápices de colores. Debes tener disponibles todos los colores del arcoíris para su uso además del negro, el blanco y el marrón, ya que cada color tiene un significado asociado.

Evito decirles a las personas lo que tienen que dibujar porque quiero que su sabiduría interior e inconsciente tenga la libertad de crear un dibujo que revele preguntas sin respuesta y deseos no expresados. Pero cuando el cáncer u otra enfermedad son la situación o el tema, le pido a la persona que haga un dibujo de sí mismo que muestre su enfermedad y su tratamiento, con sus glóbulos blancos eliminando la enfermedad. Evito el uso de palabras que sugieran matar o un enfoque bélico, ya que estoy interesado en ayudar a la gente a sanar sus vidas, no a centrarse en su enemigo. También puedo pedirle a una persona que dibuje un autorretrato, una escena al aire libre o su hogar y su familia.

Puedes hacer un dibujo que esté relacionado con una decisión que tengas que tomar, como elegir trabajo, la persona con la que te casarás o una cirugía próxima. Yo animo a la gente a incluir cualquier tipo de imagen, objeto y símbolo que les venga a la mente mientras están trabajando en sus dibujos. Los niños no son autocríticos mientras trabajan, pero los adultos necesitan que se les diga que no hay una manera errónea de hacer el dibujo; esto es necesario para eliminar su temor a que sus dibujos sean juzgados como deficientes.

El primer paso del evaluador es el de anotar su impresión general inmediata e identificar los sentimientos evocados por la imagen como el aislamiento, la ira, la tristeza o la alegría. El siguiente paso es ver qué hay en la imagen (personas, objetos, movimiento y dirección del mismo, tamaño corporal, etcétera). Observar lo que falta (como las manos o los pies) y lo que sea extraño en el dibujo, así como «olvidos» o errores (tales como líneas que se cruzan por encima de una persona). El evaluador debe prestar atención a los colores utilizados, a su intensidad y su tono, a los colores disponibles que no se han usado y a cualquier elección extraña de colores (como un sol de color púrpura). También debería prestar atención a los números y contar objetos recurrentes. En un dibujo que contiene varios temas y elementos, el evaluador puede tomar nota de en qué cuadrantes aparece cada símbolo o imagen. Debe observar si el dibujo llena completamente la página y comprobar si el artista también dibujó en la otra cara del papel.

Antes de comenzar el análisis, el artista debería discutir el dibujo con el evaluador y responder a las preguntas relacionadas con el mismo. Para interpretarlo correctamente, tenemos que saber por qué la persona dibujó eso. Por ejemplo, una niña me entregó un dibujo hecho completamente con lápices de color negro y estuve preocupado por ella hasta que dijo: «Tengo dos hermanos mayores. Éste es el único color que puedo utilizar».

El evaluador debe entender que está representando a una figura autoritaria. Si basa su interpretación del dibujo sólo en su propia comprensión y creencias puede malinterpretarlo o puede parecer que lo critica, y ambas cosas pueden causar daño. El dibujo no está destinado a ser leído como un horóscopo, sino que debería utilizarse como una herramienta terapéutica para discutir con el artista y poder interpretarlo para tomar decisiones correctas.

Como ejemplo de una evaluación que necesita aclaración, consideremos el dibujo del tratamiento de un paciente en el que aparece un gato negro caminando por el suelo. Digamos que para el evaluador el gato sugiere algo negativo, una amenaza, cuando en realidad el paciente tiene un gato negro y su subconsciente está expresando la idea de que la presencia del gato durante el tratamiento sería algo positivo, una fuente de consuelo y amor. En lugar de revelar un problema emocional o una amenaza, el gato negro en este dibujo representa un aspecto importante de las necesidades para la recuperación del paciente.

El color púrpura, un color espiritual, puede revelar una transición que va del cuerpo físico hacia el espíritu a través de un símbolo apropiado, como una mariposa púrpura subiendo hacia el cielo. Sin embargo, un paciente que se dibuja a sí mismo vestido de color púrpura puede que no esté prediciendo su propia muerte. Para él el color púrpura podría representar su naturaleza espiritual. O puede ser el color de su equipo de baloncesto favorito y, de este modo, puede significar una victoria sobre su enfermedad que le permita asistir y disfrutar de muchos más partidos. Es esencial, entonces, que quien esté guiando al artista en la interpretación de su dibujo tenga la mente abierta y sin prejuicios durante el diálogo entre ellos, ya que el artista es el experto en el análisis del significado de lo que se ha dibujado. El terapeuta está allí sólo para ayudar a revelar el significado oculto, como lo haríamos con el sueño de otra persona.

El pasado, el presente y el futuro pueden estar representados en el dibujo de una persona. En algún nivel de conciencia somos conscientes del futuro, ya que, como dijo Jung, inconscientemente creamos nuestro futuro con mucha antelación. Esta conciencia se extiende a los cambios y eventos importantes de la vida, así como a nuestra próxima muerte, tanto si será a causa de un accidente como de una enfermedad.

Un dibujo realizado por una mujer con cáncer mostraba a su marido haciendo volar una cometa de color púrpura. Me di cuenta de que estaba diciendo que ella estaba preparada para partir y que él no era capaz de dejarla marchar porque ella se encargaba de todo. Cuando le sugerí esto, ella se acercó a él y le dijo: «Te prepararé». Seis meses más tarde, él le dijo que había cortado la cuerda y ella respondió: «Voy a morir el jueves cuando los niños lleguen de California». Y así lo hizo.

Le pedí a una mujer que hiciera un dibujo y dibujó una lápida con tres arbustos verdes plantados frente a ella. A la izquierda, había un montón de tierra al lado de una tumba vacía. El verde es el color de la vida, por lo que parecía sugerir que ante la muerte ella eligió vivir. ¿Cuánto tiempo crees que vivió? Fue enterrada en la tumba casi tres años después del día en que hizo este dibujo (figura 24).

Los dibujos pueden simplemente estar relacionados con lo que está sucediendo en ese momento en la vida del artista, pero los que contienen varios objetos o un contenido complejo pueden dividirse en cuadrantes donde el pasado, el presente y el futuro se revelan como en una cuadrícula.

El centro del dibujo representa lo que es centralmente importante para el artista, como en el dibujo de la mujer que representó su cáncer de mama con las dos velas de un barco (figura 12). El cuadrante superior derecho del dibujo representa el presente, o el «aquí y ahora» (*véase* figura 19), donde la artista, con diagnóstico de cáncer, muestra a sus hijos como pájaros en la esquina superior derecha. Las alas que apuntan hacia abajo revelan su dolor actual por la situación y la imposibilidad de ayudar a su padre. El cuadrante inferior derecho representa el futuro cercano o el pasado reciente; la parte inferior izquierda representa el pasado lejano y, tanto el futuro lejano como el concepto de la muerte, se muestra en la parte superior izquierda. Por ejemplo, si alguien dibujara en una hoja de papel diferentes lugares a los que está pensando en mudarse, el que ocupara la parte superior izquierda sería al que se mudaría.

Un ejemplo perfecto de la teoría de los cuadrantes se ilustra con la figura 21. Una vecina mía vino a verme y me dijo que estaba deprimida, así que le pedí que me hiciera un dibujo. En la parte superior derecha (el presente) estaba caminando cuesta abajo con cuatro rayos de sol detrás de ella. «Me siento abatida por mi divorcio y ésos son mis cuatro hijos. Ellos son mi sol», dijo. En la parte inferior derecha (el futuro cercano o el pasado reciente) había ocho monigotes en rojo (emoción fuerte), pero no sabía lo que significaban. La parte inferior izquierda (el pasado lejano) contenía olas del mar, y dijo que había crecido en una casa en la playa. En el cuadrante superior izquierdo (el futuro lejano) había dibujado unas nubes negras. Ella creía que se referían a su próximo divorcio.

Semanas más tarde, después de enviar a sus hijos a coger el autobús escolar, se tomó una sobredosis de somníferos para suicidarse. Lo sorprendente es que los niños se negaron a subir al autobús escolar cuando llegó. Algo les dijo que tenían que volver a casa, cosa que hicieron, así que encontraron a su madre y le salvaron la vida. Se despertó en la unidad de cuidados intensivos con ocho miembros de su familia furiosos alrededor de su cama (los monigotes rojos).

Susan Bach señala que el movimiento y la dirección también son importantes en los dibujos. Un autobús que va cuesta abajo hacia el lado izquierdo de la página denotaría una espiral descendente en el estado físico o emocional, mientras que uno que va de la parte inferior izquierda y sube hacia la derecha puede indicar una mejora o la salida de las profundidades más oscuras.[6]

Aquí debo mencionar una precaución más: la colocación de objetos en los cuadrantes debería utilizarse sólo como una guía, ya que hay reglas inamovibles cuando se trata del lenguaje subconsciente del individuo. La colocación de los cuadrantes no es una ciencia, sino una teoría basada en rasgos comunes vistos en cientos de dibujos de personas, así que no siempre puede ser aplicable.

Los números tienen un papel importante y deberían ser considerados con cuidado, ya que son una de las formas en que almacenamos recuerdos. Así como los arquetipos representan una idea más grande, los números pueden ser símbolos complejos y significativos. Jung dijo: «Tengo la clara sensación de que el número es una clave del misterio, ya que ha sido tan descubierto como inventado. Es una cantidad además de un significado».[7] Los números pueden aparecer en el dibujo como figuras numéricas, como el siete en la vela de un barco (figura 65), o pueden ser cantidades, como el número de arbustos verdes (figura 24) o de ventanas en un avión (figura 70).

Los colores contienen significados universales: el amarillo representa la energía; el verde es el crecimiento y la fuerza de la vida; el negro simboliza la tristeza o la desesperación y así sucesivamente. Una vez más, sin embargo, se aconseja tener precaución ya que las personas pueden tener significados simbólicos personales o culturales únicos. Un color por sí mismo nunca debe ser juzgado como bueno o malo. En China, por ejemplo, el rojo significa buena suerte y prosperidad, mientras que en América a menudo representa la pasión de la ira o del amor. El sabio médico o terapeuta preguntará a su paciente: «¿Qué significa este color para usted?». La interpretación del dibujo es entonces mucho más útil para el paciente y las personas involucradas en su cuidado. Recuerde que el individuo podría tener una casa gris con un tejado negro (figura 63), así que tenemos que conocer los hechos.

En general, el negro representa el dolor y la desesperación. El rojo representa las emociones fuertes que van desde el dolor o la ira al amor y la pasión. El naranja es un símbolo de cambio, que puede ser bueno si es el color de tu tratamiento. El amarillo es energía y es bueno verlo en tu tratamiento, no en tu enfermedad. El verde, el azul y el marrón son colores naturales, saludables y vitales pero cuando son pálidos o sobre todo cuando se desvanecen en una serie de dibujos hechos a lo largo del tiempo, pueden significar que la fuerza de la vida se está desvaneciendo. El blanco significa que se está ocultando algo, ya que el papel ya es blanco, al igual que los colores rosa o gris pueden representar al rojo o al negro encubiertos emocionalmente. El púrpura simboliza una propiedad curativa, el crecimiento espiritual o una transformación, como la transformación de pasar de ser una persona viva a un espíritu.

Para más información, recomiendo encarecidamente dos libros que he mencionado anteriormente y cuyos autores me han ayudado en el pasado: *Life Paints Its Own Span* de Susan Bach y *The Secret World of Drawings* de Gregg Furth.[8] Ambos libros están dedicados por completo a los dibujos.

Los dibujos pueden revelar problemas de los que los pacientes no hablan con sus médicos, a menudo porque los pacientes no son conscientes de ellos. Al mismo tiempo, su subconsciente *es* consciente, y el arte ofrece un lenguaje visual para encontrar el problema. Me pareció especialmente útil mostrar a los padres los dibujos de sus hijos para que vieran los mensajes que estaban expresando pero sin sentirme como si los estuviera criticando. Cuando un niño se retrató a sí mismo como un insecto negro en la mesa de operaciones (figura 44), se puso de manifiesto su falta de autoestima. Sus padres pudieron ver que necesitaba algo más que la cirugía plástica; necesitaba su amor.

En los dibujos familiares es importante prestar mucha atención a las expresiones faciales, el contacto de los cuerpos y el espacio entre las personas. La ausencia de personas o de partes del cuerpo, las posturas de las personas, así como cualquier rareza o error también revelan importantes áreas de conflicto. Freud señaló que cuando la mente consciente de una persona está en desacuerdo con su subconsciente, el conflicto que el paciente no puede expresar siempre se escapa bajo la apariencia de un error u omisión en su oratoria, su escritura o su dibujo. Él creía que no hay errores, sino que el subconsciente está exigiendo atención.

Cuando una monja con cáncer me entregó su dibujo de los miembros de su familia (figura 68), las posturas de sus cuerpos revelaron que no estaban abiertos los unos a los otros. Le dije a la monja que tendría que hacerles saber que necesitaba su apoyo o conseguir la ayuda de otra persona, porque la familia simplemente no estaba allí para suministrárselo.

No tienes que estar enfermo para cosechar los beneficios de la creación de dibujos. Los puedes utilizar para entenderte mejor a ti mismo y a otras personas y también para ayudarles a conocerse mejor. En el caso de adultos y ancianos, los dibujos en que se comparan a sí mismos hoy con ellos hace veinticinco años pueden ser un ejercicio revelador que confirme su sentido de autoaceptación e identidad. Los sentimientos de descontento se mostrarán en el dibujo del «hoy» cuando el yo se represente como gordo, calvo e infeliz en comparación con el de hace veinticinco años, cuando el yo se representa delgado, feliz y con pelo. Esto proporciona una oportunidad para hacer frente a los sentimientos de la persona de una manera beneficiosa.

Entre las personas mayores, los dibujos a menudo provocan la comunicación acerca de quiénes eran, quiénes son ahora y quiénes pueden llegar a ser. Por ejemplo, uno hombre hizo un solo dibujo y dijo: «Ése soy yo entonces y ahora». Nunca había dejado de dar amor ni de cuidar de los demás; el hogar de ancianos en el que vivió y murió cuenta ahora con un monumento a su memoria en su biblioteca. Cuando la generación más joven que cuida a los residentes de un hogar de ancianos obtiene más información sobre sus clientes a través de dibujos como éstos, dejan de verlos como un simple montón de abuelitos; cada residente se convierte en un individuo, un ser humano con una historia.

Un ejemplo muy bien ilustrado del uso de dibujos para la toma de decisiones importantes de la vida es el de un estudiante de medicina que vino a mí en busca de consejo. Su padre, un médico y amigo mío, había muerto de cáncer. El hijo no estaba seguro de si realmente quería ser médico por temor a que la presión y las emociones que experimentan las personas en la profesión fueran parte de la causa por la que su padre enfermó. Yo le dije: «Haz un dibujo de todas las profesiones a las que crees que te podrías dedicar».

Regresó y me entregó tres dibujos. En el primero (figura 13) era un político. Él era la única persona en el dibujo que tenía una oreja; no tenía manos ni pies y los demás tampoco. No había mucho color en el dibujo y estaba enmarcado en negro, así que le dije: «No, no te hagas político». Cuando me entregó el siguiente (figura 14) dijo: «Podría ser maestro». Yo le aconsejé que tampoco se dedicara a eso. Todos los colores bonitos estaban al otro lado de la ventana. Dentro había mesas rojas, un color emocional, y nadie en la habitación tenía orejas ni pies, ni siquiera él, así que le dije que se sentiría atrapado si se dedicaba a la enseñanza. Luego miramos el último (figura 15), en el que era médico. La única cosa que faltaba era su oreja de nuevo, pero me pareció que eso estaba relacionado con sus temores acerca de su padre, como si estuviera pensando: «¿Qué cosa voy a escuchar que va a resultar un problema emocional para mí?». Pero la habitación era de un color saludable con el suelo de color verde, plantas en crecimiento y un escritorio azul. Él se acercaba al paciente. La habitación también tenía una puerta. Si las cosas se ponían difíciles podía salir por la puerta y tomarse unas vacaciones. Sus pantalones púrpura eran de un color espiritual.

Esto mostraba que su conexión con las personas se basaba en una conciencia de la vida a nivel físico, mental y espiritual. Con el tiempo se convirtió en psiquiatra y es feliz con lo que hace.

LA RECETA DEL DOCTOR

Elige una situación, un tema, un problema o una decisión que estés considerando. Dibuja tus opciones y observa los detalles al día siguiente cuando puedas verlos de un modo racional, como si otra persona hubiera hecho el dibujo, y no estés conscientemente ciego al simbolismo retratado. Comparte los dibujos con alguien de confianza. Pídele a esa persona que te diga lo que ve en la imagen y cómo le hace sentir. Los comentarios de esta persona, junto con tu propia interpretación, te darán una visión más clara de tu problema y te ayudarán a hacer una elección interesada y auténtica. Recuerda: eres el único que conoce la verdad que yace tras el simbolismo, así que no dejes que otros impongan su interpretación errónea de tu sabiduría y conocimiento interior.

Capítulo 6

Interpretar los dibujos

Me di cuenta de que podía decir cosas con colores y formas que no podía decir de ninguna otra manera, cosas para las que no tenía palabras.

GEORGIA O'KEEFFE[1]

Los siguientes dibujos pertenecen a mi colección, que ha sido recopilada durante más de treinta años. Los dibujos fueron realizados por amigos, familiares, colegas, mis pacientes y pacientes bajo el cuidado de otros médicos. Mi comentario sobre ellos ayudará al lector a comprender cómo se interpretó cada uno. En algunos casos, cuando procede y es significativo, he mencionado la evolución del paciente. El propósito de este comentario no es relatar historias personales sino introducir al lector en el lenguaje del subconsciente a través de los dibujos e ilustrar cómo cada imagen se convierte en un valioso recurso, incluso cuando son sólo unas líneas garabateadas en una página. Estudios recientes revelan cómo las imágenes pueden acelerar la curación y reducir el dolor después de la cirugía. Los dibujos revelan qué imágenes se deben crear para que esto suceda en todos los aspectos de la vida.

LOS COLORES: QUÉ PUEDEN REVELAR

Figura 1

La niña artista ha dibujado una bola de color que está bastante bien contenida y controlada, pero los colores no están en orden como lo estarían en un arcoíris. La sección negra de la imagen sugiere que algo en la vida de la niña le está molestando. La imagen muestra una gran cantidad de emoción (los rojos) y todo tipo de cosas que están sucediendo en su vida: morados = aspectos espirituales; amarillos = energía. Pero aun así, hay una cuestión que está enterrada y necesita ser sacada a la luz y hablar de ella. No es un enorme problema sino algo que le corroe en lo más profundo. Parece como si su *vida* estuviera fuera de servicio en lugar de estar experimentando un trastorno físico. Si la niña se hubiera dibujado a sí misma y hubiese utilizado un poco de color negro en esa imagen, entonces diría que podría representar una enfermedad física, pero esto significa claramente algo emocional.

Figura 2

Cuando el niño que hizo este dibujo es feliz y su vida está en orden, hay un arcoíris; todas sus emociones están en orden. Pero aquí el arcoíris está entre nubes negras. Cuando está viviendo en el arcoíris se siente bien, así que incluso cuando hay problemas en su vida sigue manteniendo el orden y el control de sus sentimientos. El dibujo está lleno de azul y verde, colores naturales y saludables. Su vida es completa, lo cual se indica por el hecho de que se tomó su tiempo para dar color a toda la página. Pero aun así, hay cosas que limitan su arcoíris. Yo le preguntaría qué problemas está experimentando, qué hay en mitad del camino que está restringiendo su felicidad y trabajaría con él sobre cualquier problema que luego verbalizara.

Figura 3

Los colores de este globo se asemejan a un arcoíris, pero han sido reorganizados de modo que el rojo y el naranja se encuentran en el interior. Esto podría significar que el artista está enterrando u ocultando los sentimientos que representan, en lugar de expresarlos. El sol está presente, pero incluso éste tiene vetas rojas delante de él. Esto implica que tiene un problema emocional al que necesita hacer frente, no un problema terrible, porque utiliza un montón de colores naturales y saludables y hay una nube azul y amarilla, no una nube negra. Helen Keller dijo que si miras al sol nunca verás las sombras, pero es difícil para él ponerse cara al sol, ya que en su dibujo la nube (su problema emocional) se interpone en el camino.

Por los colores que ha elegido el artista, no creo que el problema implícito fuera difícil de resolver. Le preguntaría por qué el globo está anclado y por qué está atado con tres cuerdas. ¿Por qué no está haciendo un bonito viaje en globo? Le preguntaría: «¿Qué es lo que te está atando, lo que te está limitando y causando tensión emocional?». El globo también se parece a una bombilla, lo cual podría ser su voz interior diciendo: «Necesito arrojar luz a la situación y resolverla». Asimismo le pediría que contara las pequeñas plantas verdes para ver si el número es significativo para él.

Figura 4
Compara este dibujo con la imagen del arcoíris y observa cómo te hace sentir. Te lleva a preguntarte: «¿Qué está ocurriendo en la vida de este niño?». Es caótico, sin orden y el color negro está presente. Podría ser el resultado de un problema parental o familiar, una enfermedad o multitud de cosas. El niño necesita ayuda para poner orden en su vida. Las letras son de color púrpura, lo que indica que el artista es espiritual y no está tan enfermo como para convertirse en un espíritu. Todos los sentimientos están ahí, a la intemperie, pero necesitan expresarse de una manera saludable con el fin de que el problema se pueda resolver y la confusión se disipe.

Figura 5
Parecen bobinas de alambre o hilo enredado. Éste es el centro problema. Es muy ligero y errático; hay una gran cantidad de energía en él y

un enredo total. Algo ha creado esa maraña y causado el problema. Si el negro no estuviera presente diría que es una cuestión de desorden, pero el negro aquí sugiere un problema emocional importante que necesita ser tratado. La niña necesita expresar sus sentimientos y obtener ayuda para desenredar su vida. Enderezarla costará mucho más trabajo que ayudar al niño que dibujó la figura 4.

ANATOMÍA: CONOCIMIENTO INTERIOR DE ESTRUCTURAS Y ENFERMEDADES

Figura 6
Después de una apendicectomía, el abdomen de un niño estaba distendido, lo que significa que estaba acumulando gas debido a que su intestino no había empezado a funcionar de nuevo. Mi preocupación inmediata era si había una obstrucción, lo cual requeriría otra cirugía para solucionar el problema. Le pedí que hiciera un dibujo de sí mismo. Dibujó una radiografía en la pared, aunque no había ninguna pantalla de rayos X en su habitación, así que presté mucha atención a la radiografía. En ella, la gran zona blanca es su estómago y las bobinas representan su intestino. Cuando tienes una obstrucción intestinal, el intestino delgado se llena de gas y fluidos debido a que no se puede vaciar, pero aquí está bien colocado, sin distensión. Además, el chico eligió el marrón y el azul, colores sanos, en lugar del rojo y el negro, lo que habría sugerido la existencia de un problema.

Estos detalles me llevaron a creer que sus intestinos simplemente debían estar recuperándose de la infección original y los fármacos anestésicos, y que no tenía ninguna obstrucción intestinal. Después de haber aprendido a través de la experiencia a confiar en los dibujos de los pacientes, continué observándole y tratándole sintomáticamente. En unos pocos días sus intestinos estaban funcionando de nuevo y comenzó a expulsar gases. Su cuerpo sólo había necesitado más tiempo de lo habitual para recuperarse y no fue necesaria una nueva intervención.

Figura 7
Un paciente con algunos síntomas de apendicitis hizo este dibujo y lo tiró a la papelera. Lo saqué y lo examiné. El apéndice se parece a un dedo de un guante adjunto al intestino, al igual que los brazos y las piernas en este dibujo. Cuando se obstruye a causa de las heces u otra cosa, se hincha y se inflama. Observa la pequeña bola en el extremo del brazo de esta figura. Parece una obstrucción. Fíjate también en las extremidades hinchadas, la falta de manos y pies y los espacios vacíos. El color es el naranja, que hace referencia a los cambios; tras una operación, el paciente se sentiría diferente. Este dibujo, junto con sus síntomas, me llevó a creer que tenía apendicitis y que necesitaba cirugía. Le operamos y confirmamos el diagnóstico.

Figuras 8 y 9
Cuando este muchacho fue llevado al quirófano, me dio dos dibujos a pesar de que no le había pedido que dibujara nada. Al entregarme la figura 8 me dijo: «Esto es antes de la operación», y al entregarme la figura 9 dijo: «Y esto es después de la operación». Detente y observa. Éste es un buen ejemplo de cómo el subconsciente usa el lenguaje visual. ¿A qué tipo de operación crees que se sometió? El niño dibujó aviones, pero se puede ver qué parte de la anatomía representaban. En inglés, otra palabra para referirse al pene es *cock*; y aquí el piloto está sentado en su cabina.* En la figura 8, el prepucio está cubriendo el pene y en la figura 9 el prepucio ha desaparecido y el pene queda expuesto.

En el primer dibujo, la cabina está abierta y la cabeza del piloto sobresale, pero en la imagen después de la cirugía el artista cierra la cabina y oculta al piloto. Eso me dice que va a proteger su pene durante el resto de su vida y no va a dejar que le suceda de nuevo algo como

---

* La cabina del piloto de un avión se llama *cockpit* en inglés *(N. de la T.)*.

esto. Es interesante que las balas de la pistola montada en el ala pasen de ser gotitas en el primer dibujo a líneas rectas en el segundo. Yo diría que las líneas rectas parecen más poderosas, más fuertes. Sabe que estará listo para ir a trabajar y hacer lo que tiene que hacer. Y el azul es un color saludable, así que no siente dolor ni angustia ante la perspectiva de la cirugía. Este dibujo dice que la circuncisión le parece bien.

Figuras 10 y 11
Estas dos imágenes fueron dibujadas por hermanos. Timothy dibujó su casa (figura 10), que parece un símbolo fálico de color rojo, una señal de emoción, que se refiere a su intervención quirúrgica (circuncisión). Dibujó catorce manzanas en su árbol, lo que puede relacionarse con los miembros de la familia, una fecha o alguna otra cantidad. Usó colores saludables para el sol (amarillo = energía), el árbol (verde = vida) y los columpios (azul = salud). Los columpios son una fuente de diversión, el rojo le representa a él y el azul a su hermano. La bandera del buzón está levantada y, junto con su color (marrón = tierra nutritiva), su existencia sugiere que no tiene problemas para comunicar sus sentimientos; la chimenea en la casa le da una salida para aliviar la presión y la preocupación. Esta imagen sugiere que va a estar bien.

Thomas también dibujó una casa fálica (figura 11) de color morado con nueve ventanas en un lado de la casa y una ventana en la buhardilla. Su árbol tenía nueve manzanas muy juntas y una posicionada en el borde de la copa del árbol. El nueve y el uno son significativos porque se repite el patrón y, si hubiera sido mi paciente, le habría preguntado si los números albergaban algún significado. Sus colores son saludables, pero el marco que añadió a los bordes del papel sugiere que se siente limitado o restringido y no tiene una chimenea para liberar la presión y la preocupación.

Figura 12
Mira estas velas. Es fácil ver que esta mujer tiene cáncer de mama. Las aves son las personas en su vida que tienen dificultades para hacer

frente a su cáncer y por eso son de color negro. El sol tiene siete rayos, pero está en parte fuera del dibujo. El barco la representa a ella y al problema actual, y está delineado en negro y rojo (pesar, dolor, preocupación) y está navegando en un mar embravecido. No hay nadie en el barco; parece estar siendo zarandeado con sólo el viento controlando las velas, lo cual revela lo que ella está experimentando.

EL FUTURO, LA MUERTE Y LA INTUICIÓN: CONOCIMIENTO CONSCIENTE O INCONSCIENTE

Figuras 13, 14 y 15
En el capítulo anterior me referí al estudiante de medicina que vino a verme buscando asesoramiento sobre su elección de carrera después de que su padre, médico, hubiera muerto de cáncer. Al estudiante le preocupaba que las exigencias físicas y emocionales de ser médico hubieran contribuido a la enfermedad de su padre. Le dije que se dibujara a sí mismo en las profesiones que estaba considerando. En la figura 13 es un político. En la figura 14 es un maestro. Ninguna de las dos parecía prometedora. Su dibujo del médico (figura 15) fue la escena más agradable, con colores, imágenes y acciones saludables. Le recomendé que se quedara en la facultad de medicina y así lo hizo. Se convirtió en psiquiatra, que resultó ser la profesión adecuada para él.

Figuras 16 y 17
Pedí a estudiantes de medicina que se dibujaran a sí mismos trabajando como doctores y las figuras 16 y 17 representan dos extremos de esa clase. Casi todos los estudiantes, ya fueran hombre o mujer, dibujaron al médico sentado detrás de un escritorio con un diploma en la pared, pero no dibujaron a ningún paciente u otras personas en la misma habitación. La figura 16 me dejó alucinado. Hay un rostro poco nítido en la parte inferior derecha, pero no está claro si representa al médico

o al paciente. Parece como si pudiera referirse a un intelecto, no a un ser humano, porque sólo está presente la cabeza. ¿Y qué más tiene este médico? Libros, un ordenador, un nombre, verduras, píldoras; nada que ver con las personas. Este dibujo no trata sobre el cuidado de las personas, sino sobre el tratamiento de enfermedades. La persona que lo dibujó etiquetaría a los pacientes: «Usted tiene migraña, o usted tiene cáncer; tómese esto». O bien: « Si está deprimido, tómese esto otro». No me puedo imaginar a este artista trabajando como médico a menos que se dedicara a la investigación, trabajando sólo en el laboratorio en lugar de con los pacientes.

En el otro extremo se encuentra un maravilloso dibujo de la misma clase (figura 17). *Esto* es lo que significa ser médico. El artista se representa a sí mismo de rodillas, así que está al nivel del paciente. Mira ese brazo, se ha convertido en uno con la paciente. Está haciendo contacto visual, sonriendo y dándole un pañuelo de papel. Su cuerpo está diciendo que hay esperanza. Tiene un estetoscopio, pero no es lo que utiliza para tocar al paciente. Si los estudiantes se representan a sí mismos tocando a un paciente, por lo general, lo hacen con el estetoscopio o algún otro instrumento, no con sus manos.

Entre los dibujos de los pacientes, los más alentadores muestran a personas en su habitación (la sala de operaciones, o su habitación del hospital donde se supone que deben estar aislados recibiendo un trasplante de médula ósea, y el médico está con ellos, tocándolos. Cuando los pacientes se imaginan a sus médicos sin el gorro, la mascarilla y la bata que usarían en el ambiente estéril de un quirófano real, el simbolismo es hermoso. Sugiere una relación personal y un resultado positivo.

Figura 18
El hombre que hizo este dibujo tenía miedo de recibir quimioterapia y se negó al tratamiento. Pero la energía de color amarillo que fluye hacia su cáncer reveló que su intuición sabía que sería bueno para él. El intelecto y la intuición no siempre están de acuerdo. Tanto si deci-

des seguir un tratamiento o no, no es bueno estar en conflicto al respecto. Después de entender lo que su voz interior le decía, decidió seguir adelante y resultó ser la decisión correcta.

Figuras 19 y 20

Estas dos imágenes fueron dibujadas por un médico que había desarrollado cáncer. En la figura 19, las tres aves son sus hijos. Las alas caídas significan que están teniendo problemas emocionales relacionados con la enfermedad de su padre. El pez (un símbolo espiritual) está fuera del agua y mirando hacia el oeste, donde el sol se pone, lo que revela cómo se siente por lo que está afrontando. También se aleja navegando del sol y de sus hijos. Él y su esposa se encuentran en el barco, juntos en este viaje, y son de color naranja (lo que indica un próximo cambio). Espero que la vela amarilla y el barco púrpura simbolicen la fe de la pareja, el crecimiento espiritual y la transformación, no una señal de que él está planeando morir. Está sentado y las líneas que representan el contorno del barco están bajo sus pies, por lo que no está atado; es capaz de salir. Pero las líneas pasan por encima de su mujer, sujetando su cuerpo. Él tiene la vela y el timón, por lo que a pesar de que ella está con él en el viaje, no deja que le ayude. Éste no es un comportamiento de supervivencia. Es como si estuviera tratando de proteger a la familia no diciéndoles cómo se siente (tiene una mano detrás de la espalda). Él tiene todo el control y, cuando no deja que le ayuden, ellos se sienten peor.

Después de unas sesiones de terapia, el médico dibujó la figura 20. Fíjate en los vivos colores de sus hijos (los pájaros) y en cómo suben sus alas. Ahora está navegando hacia el sol (el futuro lejano), y de él emanan rayos de energía. Cuenta los rayos; le queda un buen número de años por delante. El pez ha dado la vuelta y se ve más poderoso, con más color. Está de cara al este, donde nace el sol, y cuando te pones cara al sol, no ves sombras. Las cuatro olas representan la totalidad. El viento está en su vela; no tiene que sujetarla ni controlarla y él y su esposa están cogidos de la mano. Están sonriendo; están juntos en el viaje y ya no están separados. Tienen ojos y nariz. Dios infundió vida a Adán a través de sus fosas nasales. Si no tienes nariz, ¿cómo respiras la vida? Tiene una oreja, por lo que su esposa puede hablar con él, y él la está escuchando.

Figura 21
La mujer que hizo este dibujo ignoraba conscientemente no sólo que su dibujo predeciría su intento de suicidio, sino también que sus hijos, simbolizados por cuatro rayos de sol, la salvarían y que ocho miembros de su familia estarían allí cuando despertara en el hospital.

Doblé el dibujo en cuadrantes para mostrar cómo estaban representados el presente, el pasado y el futuro.

Figuras 22 y 23
El color naranja significa cambio y, cuando Mónica, de siete años de edad, escribió su nombre en negro sobre naranja (figura 22), señaló que no estaba contenta de someterse a una cirugía. En la habitación en la que Mónica iba a ser operada, dos luces amarillas que se podían alcanzar para ajustarlas y enfocar la operación colgaban sobre la mesa de operaciones (figura 23). Las luces estaban unidas a unos brazos flexibles que podrían ser maniobrados para dirigir la luz y en el codo se ajustaba un botón negro para mantener la luz en su lugar. Lo realmente interesante aquí es que Mónica nunca había estado en la sala de operaciones. Aun así, ella dibujó una habitación como si fuera una caja y en ambos extremos hay dos luces de color amarillo con dos botones negros en cada una de ellas. Durante una operación, el paciente yace sobre una sábana blanca y después se le cubre con una sábana azul estéril que tiene una abertura situada sobre el área quirúrgica. Aquí Mónica ha dibujado las sábanas blancas y azules, y ella es la figura de color rosa en el centro. También dibujó cuatro líneas por encima de su cabeza. En la sala de operaciones hay una enfermera instrumentista, un anestesista y yo mismo, además de una enfermera circulante, una persona que no se ha esterilizado y que puede salir de la habitación y

conseguir cualquier equipo que el cirujano pueda necesitar. En el dibujo, la enfermera circulante está representada por una línea que atraviesa parcialmente los límites de la habitación. Mónica sabía intuitivamente que es una persona que puede ir y venir y que no se quedaría en la habitación con ella todo el tiempo.

Este dibujo es lo que cambió el pensamiento de la gente en el hospital. Muchos de ellos habían pensado que estaba loco por extraer información a partir de dibujos, pero esta niña dibujó elementos clave de la sala de operaciones a pesar de que nunca la había visto. Entonces, ¿de dónde venía este dibujo? Después de que el dibujo de Mónica impresionara a la gente en el hospital, cambiaron de opinión y los dibujos de mis pacientes se convirtieron en algo mucho más interesante que las radiografías y los escáneres.

Figura 24
Los arbustos verdes en el dibujo de esta mujer resultaron ser una predicción de cuánto tiempo viviría: fue enterrada casi tres años después del día en que hizo este dibujo.

Figuras 25 y 26
Antes de que nuestra hija se casara, les dije a ella y a su prometido: «¿Por qué no hacéis dos dibujos cada uno: uno de vosotros mismos y otro de los dos como pareja?». Nuestra hija dibujó en la parte delantera y trasera de una hoja de papel, lo cual es significativo porque se puede sostener a contraluz y el autorretrato se superpone sobre la pareja en el lado opuesto. (Si la persona o miembros de la familia están posicionados de manera que ellos están de pie sobre ti, tu familia es un problema). Cuando lo sostuve a contraluz, su mano levantada estaba sobre la cabeza de él y su otra mano estaba sobre su propio corazón. Le dije: «Si él está en su cabeza y tú estás en tu corazón, vais a tener un problema».

El dibujo de la pareja (figura 25) muestra cómo ella tira de él para conseguir que camine en su dirección, pero él ni siquiera la está mirando. Tienen orejas, pero las de ella son de color negro porque lo que oye de él le causa desesperación. En su autorretrato (figura 26) ella lleva zapatos naranjas, pero con él los lleva negros. Ella tiene los dedos más grandes en el autorretrato, así que tiene un mejor control sobre las cosas cuando no está con él. Le dije: «Entre su cabeza y tu corazón tenéis que encontrar una manera de comunicaros entre vosotros y resolver las cosas si vuestra relación sobrevive». Pero nunca lo hicieron. Uno de sus hijos nació con un problema metabólico genético grave y, cuando eso se añadió a la situación, el resultado final fue el divorcio.

Figura 27

Este dibujo lo hizo un médico que tenía cáncer y cuyos hijos eran mayores. Se preguntaba cómo les iba a sus hijos. Le dije: «Hazme un dibujo de tu familia». Él dijo: «Están por todo el país; ¿qué me va a decir eso?». Le dije que intuitivamente sabría qué estaba pasando, así que me trajo este dibujo. Lo primero que le dije fue que dejara de etiquetar a sus hijos. Ha escrito debajo de ellos: «Yale», «arquitecto», «abogado» y demás, y las profesionales de todo el mundo. Así que le pregunté: «Si uno fuera drogadicto, otro hubiera dejado la escuela y otro fuera un asesino en serie, ¿escribirías esos detalles?». Él se rio y negó con la cabeza. «No etiquetes a tus hijos», le dije.

Al examinar el dibujo, era bastante obvio con cuál de sus hijos necesitaba hablar. Siempre digo que ser abogado es una enfermedad grave. Un abogado me dijo: «Mientras aprendía a pensar, casi olvidé cómo sentir». Y eso es lo que le había sucedido al hijo abogado de este médico: viste de negro, no está tocando a nadie de la familia y estoy seguro a partir de este dibujo de que había estado viviendo totalmente con su cabeza. Necesitaba el contacto con su familia y necesitaba que le animaran a expresar sus sentimientos. Su padre podía ponerse en contacto con él y ayudarle a resolver eso.

LA NATURALEZA: UN ESPEJO DE NUESTRO ENTORNO INTERNO

Figura 28
Percibimos los árboles como símbolos de los seres humanos: de nuestras familias, de nuestras vidas y de nuestros cuerpos. Cuando dibujas un árbol, por lo general la parte del árbol bajo la tierra, las raíces, simboliza tu inconsciente. También puede hacer referencia a las raíces de tu familia. El tronco del árbol representa tu cuerpo y lo que está sucediendo en tu vida; las ramas más altas del árbol pueden representar el futuro y tu crecimiento y conciencia.

El árbol de la figura 28 no está centrado sobre las raíces; puede que la artista esté desconectada de su familia. El agujero en el tronco sugiere que algo está formando un agujero en ella o en su vida. No creo que la criatura representada dentro del agujero represente una enfermedad, sino una persona que se la está comiendo. Mira la confusión de las ramas. Hay vida, pero ¿hacia dónde va? Es una maraña. Esta artista tiene que resolver una relación con su familia, así que le preguntaría: «¿Quién está haciendo un agujero en ti?». Es posible que el objeto en el interior del tronco sea la propia paciente, representada por un niño en el vientre del árbol. Ella necesita crear su propia vida auténtica y no vivir la vida que otros le han impuesto. Necesita nacer de nuevo como su verdadero yo.

Figura 29
Esta imagen muestra lo que todos hemos venido a hacer aquí. La vida está hecha para ser una oportunidad de crecer y florecer de una manera saludable. Éste es un dibujo realmente hermoso, con la energía de color amarillo en el fondo, la luz del sol bañando la flor y el verde saludable, un signo de vida. Cuando los niños tienen cáncer y no lo llevan bien, los colores se desvanecen y se vuelven muy claros. Sin embargo, este dibujo muestra a una persona que está floreciendo, intentando alcanzar todo lo bueno de la vida.

Figura 30
Cuando los brazos de las personas están levantados, esto puede representar muchas emociones diferentes. Pero mira este árbol: tiene ramas delgadas y enredadas, todas ellas dibujadas con colores emocionales. Las dos figuras están de pie en el suelo, por lo que tienen algo de apoyo por debajo; a menudo las personas se dibujan flotando en el aire, sin apoyo. Los pies de estas dos personas apuntan en direcciones opuestas, lo que indica que realmente necesitan decidirse, decidir hacia dónde van. Es también difícil ver algo parecido a un tronco en este árbol; sólo hay una línea muy delgada. Su vida en común necesita ser reforzada, puesta en orden. Ninguno de los dos ha sido dibujado con nariz, lo que muestra que sus vidas son aburridas; necesitan tener una vida más vibrante por sí mismos y no vivir en una isla.

Figura 31
Los pájaros casi siempre representan a las personas en tu vida. En este dibujo, hay tres pájaros juntos delante de la luna y uno está solo. Los pájaros en negro pueden representar a personas que te están causando dolor y desesperación o que la están experimentando ellos mismos. El cielo nocturno tiene un poco de color junto con el negro, pero no es un cielo de aspecto agradable. El barco se ha dibujado con dos colores emocionales, el negro para la tristeza o la desesperación, y el rojo, el color emocional, que podría ser amor pero en la mayoría de los casos representa dolor o conflicto. Cuando el viaje por la vida del paciente (el barco) es de color negro y rojo, no tengo muy buenas sensaciones sobre su estado. Además, ¿quién lo está manejando? ¿En qué dirección va? Una de las líneas pasa por encima de la vela, lo que hace que parezca atascada, casi como si estuviera en un remolino, y está ligada a la línea del horizonte. El agua púrpura podría significar algún tipo de camino espiritual, pero el barco necesita ayuda, en el sentido de que necesita que alguien lo guíe y haga frente a las emociones dolorosas del viaje que está haciendo esta persona. Los pajaritos pueden ser personas en la vida del artista pero no parece que vayan a ayudarle mucho, así

que esta persona debe pedir ayuda. Cuando necesites ayuda, pídela; eso es comportamiento de supervivencia.

Figura 32

La nieve en las tres montañas no fue dibujada con lápices de color blanco pero, aun así, la nieve está cubriendo algo, así que le preguntaría al artista: «¿Hay tres personas o tres cosas en tu vida que obstaculizan tu camino y estás encubriendo tus sentimientos al respecto?». El sol está en el cuadrante del futuro, lo que da una sensación de esperanza, pero no hay rayos (alegría) dirigidos hacia el dibujo. El camino va desde el pasado reciente (la parte inferior derecha) hacia el futuro lejano (arriba a la izquierda) y se estrecha un poco, lo que hará que sea difícil mantenerse en ese camino.

Así como hay tres montañas, hay tres grandes árboles. Uno de estos árboles está vivo; los otros dos parecen muertos o aletargados. Si representan personas, nadie los está alimentando y ellos, al igual que el camino, están comenzando a desaparecer. Es como si su fuerza vital se estuviera desvaneciendo. Incluso los abetos tienen el tronco negro, lo que podría simbolizar sus problemas. Las montañas púrpuras son símbolos espirituales y un árbol de Navidad también puede ser espiritual, pero algo ha drenado la vida de los dos árboles caducifolios, que pueden representar a uno de los padres y al hijo. También le preguntaría al artista: «¿El número cinco significa algo para ti?». La cerca, con sus cinco postes, se encuentra en el cuadrante del dibujo que representa el pasado. En la base de cada poste hay algo verde y saludable en crecimiento. También hay unos cuantos árboles más en el pasado. Pero como todos los árboles de hoja perenne son de color negro en la base, a pesar de que parecen saludables, hay un conflicto. Creo que algo que necesita crecer en el pasado del artista se ve retenido por esta valla y el artista necesita terapia para sacarlo.

Figura 33

Este dibujo es otro tipo de arcoíris con rojo, amarillo, naranja, púrpura y verde, y está lleno de vida. A pesar de que los colores no están en el orden del arcoíris el dibujo tiene orden, un equilibrio y es hermoso. El jarrón está apoyado en una base de color marrón, un color fuerte y terroso, así que tiene apoyo; el mango sugiere que puedes ejercer un control sobre él, cogerlo y llevártelo. Puedes llenar este jarrón con agua para preservar las flores. Este dibujo me transmite una buena sensación sobre la vida de la persona. Le preguntaría al artista: «¿Por qué hay cuatro flores de color amarillo, dos de color púrpura y demás?»; o: «¿Por qué hay ocho flores?». Si el número ocho no se corresponde con nada en concreto sobre el artista, puede significar que existe un nuevo comienzo o que se acerca uno.

Figura 34
Mi esposa, Bobbie, dibujó esta escena al aire libre con cinco árboles en la parte superior de la página. Tenemos cinco hijos y, en el momento en que dibujó esto, uno de ellos nos estaba causando un problema. Es el que está fuera de la hilera. Yo estaba tratando de hacer que fuera a la universidad y que no pasara simplemente el rato en casa quejándose todo el tiempo. Es un chico brillante con una gran cantidad de energía, pero la escuela le parecía aburrida. Cuando era más joven y mi esposa y yo estábamos fuera de vacaciones, se escondía en el armario y leía libros todo el día en vez de ir a la escuela. Así que estaba tratando de hacer que estudiara algo de su interés.

Cuando Bobbie dibujó esto, dos de nuestros hijos estaban lejos y tres estaban en casa. Pero observa la parte inferior de la imagen, donde hay siete flores (que nos representan a todos nosotros). En la parte inferior izquierda estamos los gemelos, mi esposa y yo. La tercera flor está al otro lado de las aneas, así que esto me indicó que se iba a ir de casa, lo cual eliminó la presión por completo. Había seis aneas. Seis semanas después de este dibujo, nuestro hijo se metió en su coche, se dirigió a Denver y se apuntó con su hermano en la escuela de allí. Este dibujo todavía me impresiona y lo tenemos colgado en nuestra casa.

AUTOIMAGEN: CÓMO LA AUTOESTIMA AFECTA A NUESTROS CUERPOS

Figura 35
Esta joven mujer fue internada en el hospital porque estaba literalmente matándose de hambre. Todo el mundo allí estaba enfadado con ella y exigían saber por qué estaba haciendo eso. La estaban tratando con rudeza, así que fui y le dije: «Cariño, hazme un dibujo», y dibujó esto. Lo saqué para enseñárselo a todos y les dije: «Mirad, éste es un dibujo de sí misma. ¿Entendéis ahora el problema al que se está enfrentado? Su imagen de sí misma es la de una mujer que parece una embarazada y está obesa». Cuando se dieron cuenta de cómo se veía a sí misma, todos se calmaron y comenzaron a tratarla de manera diferente.

Lo que me gusta del dibujo es que ambos pies se dirigen hacia el este. Yo sabía que con la terapia se dirigía en la dirección correcta y que, como no estaban apuntando en direcciones opuestas, no estaba confundida ni en conflicto. Necesitaba tener los dedos más grandes para poder controlar las cosas. Los cuatro botones pueden haber significado algo para ella. Estaba empezando a encontrarse a sí misma, lo cual se simboliza por la manera en que sobresale su cuello. El hecho de que dibuje la nariz sólo con puntos sugiere que necesitaba encontrar algo que la inspirara, y si lo hacía, pasaría a ser una persona completa, lo que se demostraría por el uso del color en lugar de líneas negras. Sin amor propio, no puedes ver a tu verdadero yo en el espejo y aceptarte a ti mismo como digno de ser amado; sólo ves lo que está mal.

Figura 36
Lo interesante del dibujo de esta chica son sus brazos: tiene manos, pero están sujetas por la línea del vestido que pasa por encima de los brazos. Tiene todas las partes del cuerpo, incluyendo los ojos, la nariz y la boca y llena la página, lo cual dice algo positivo acerca de su autoestima en comparación con el pequeño autorretrato que dibujó la mujer anoréxica. Pero quiero preguntarle: «¿Qué te sujeta? ¿Qué nece-

sitas alcanzar?». Los brazos son de color marrón y su cara es de color blanco; puede que colorear sus brazos con un color oscuro revele su dificultad para estirarlos y hacer lo que debe. Es una persona de raza blanca con los brazos marrones. Es como si tuviera miedo de ser juzgada. Sus pies no apuntan en la misma dirección, lo que indica un poco de indecisión. Tal vez haya sido criticada por otros, que le han dicho: «No deberías hacer eso».

Figura 37
Le das a alguien una caja de lápices de colores y mira lo que hace con ella. A excepción de los ojos rojos y la boca, la figura está dibujada toda en negro. Tiene ojos, nariz y boca, pero no tiene orejas, manos ni pies. Eso habla de su depresión. Al menos ella no dibujó una sonrisa en su cara y negó sus sentimientos; la mayoría de las personas que están totalmente deprimidas aun así se muestran a sí mismos con una gran sonrisa. Además, la línea es más oscura por encima de los hombros, por lo que ella está llevando una gran carga. Yo le preguntaría: «¿Qué está pasando?». Ella se ha representado a sí misma sin tener nada con lo que remediar la situación; se siente impotente. Necesita ayuda para aprender cómo estirarse; para que le salgan pies, moverse y hacer lo que debe. Su cinturón está casi demasiado apretado, como señalando que algo en su vida le está oprimiendo. Tiene que aprender a escuchar sus sentimientos de la misma manera en que respondemos al hambre y buscamos el alimento que necesitamos.

Figuras 38 y 39
La figura 38 se ha dibujado en una hoja de papel doblada por la mitad, de manera que la persona que se ve aquí se abre como un libro. Los colores de la imagen exterior son saludables y tienen energía, pero la persona tiene las manos en los bolsillos (el artista no puede «manejar» a lo que se enfrenta) y los pies apuntan en direcciones opuestas (es indecisa). Los hombros son anchos, como si estuviera soportando una carga ella sola. La imagen llena la página, por lo que su autoestima es

buena. Cuando le pregunté a la artista por qué había doblado la página, la abrió. Ahora mira lo que hay dentro: en la figura 39, su cuerpo está deshumanizado. La artista se muestra recibiendo quimioterapia, que es de color amarillo (representa la energía) y va directamente al tumor, lo cual es bueno (menos efectos secundarios). Pero obsérvala: no tiene cabeza, no tiene manos, sus pies apuntan en direcciones opuestas y su cuerpo es de color rojo, así que diría que se siente totalmente impotente y no sabe qué hacer. Alguien le recetó el tratamiento y ella piensa que *tiene* que seguir adelante con ello.

Su tratamiento debería ser el resultado de su propia decisión y no del médico que lo prescribe. Sin embargo, ella ha escondido sus recelos bajo la página doblada. Le recomendé que dejara el tratamiento o cambiara su actitud hacia él. Si estás pasando un infierno, habla; no lo ocultes a la gente. Cuida de ti mismo y pide a los demás que te apoyen. Lo que tenía que hacer era empoderarse a sí misma y hacer el tratamiento sólo por ser su elección, no la de otra persona. De esa manera tendría muchos menos problemas. Debería visualizarse a sí misma diez veces al día durante tres, cuatro minutos recibiendo tratamiento, obteniendo un buen resultado sin efectos secundarios y volviendo a casa rejuvenecida y saludable. Cuando te sientes impotente, o como si estuvieras siendo envenenado por tu tratamiento, estás creando el peor resultado posible.

En una ocasión, vi un programa en la televisión pública en el que un psicólogo discutía un proyecto de investigación en el que varios voluntarios se sometían a una exploración funcional del cerebro que registra la actividad cerebral según va sucediendo. En cada prueba alzaban una mano delante de la persona y veían qué partes del cerebro registraban actividad en el monitor. Cuando se apartaba la mano, la actividad se detenía en esas áreas. El psicólogo percibió que si apartaba la mano y le decía a la persona «Cierra los ojos e imagina una mano», el cerebro en la pantalla se iluminaba en las mismas áreas que antes mostrando la misma actividad, como si la persona estuviera mirando una mano real. Así que, cuando te imaginas a ti mismo recibiendo tratamiento y te va bien, es como si fuera así. Esto marca una enorme diferencia.

Figura 40
Éste soy yo. Mira lo grandes que son los hombros. Llevo demasiado a mis espaldas, si sabes a lo que me refiero. Pero llené la página, lo que significa que mi autoestima es buena; los colores son naturales. Tengo todas las partes del cuerpo necesarias: nariz, boca, ojos y orejas. La sonrisa es genuina, no engañosa. Mi camisa tiene cuatro botones; en mi opinión podría ser un número que simboliza la totalidad. Tengo los pies en el suelo. Incluso, cuando sabes lo que estás dibujando, es increíble cómo los pequeños detalles se filtran furtivamente. Si parece como si tuvieras más músculos que en la realidad, estás tratando de hacerte el fuerte y te estás cuidando igual de bien que cuidas a otras personas. No debería hacer tanto; tengo que cuidarme y tomármelo con calma. Entonces si yo hiciera otro dibujo, podría parecer un poco menos musculoso, pero más saludable.

Figura 41
En contraste con el dibujo anterior, considera este dibujo hecho por el hijo de nuestro vecino, que estaba deprimido. El cuerpo del niño no llena el dibujo; es una mota en la página y se ha representado en negro como portero en un equipo de hockey. ¿A qué se tiene que enfrentar? Un portero tiene que aguantar a todo el mundo disparándole duros objetos negros. El simbolismo contenido en este dibujo es muy claro: la negrura de la depresión, la pequeña imagen de sí mismo y la forma en que sostiene su palo sugiere que está esperando a que lleguen más problemas. Este chico realmente necesitaba ayuda.

Figuras 42 y 43
Este chico vino a mi consulta e hizo un dibujo de sí mismo que ocupaba toda la página. Por el color púrpura, pude ver que es un tipo espiritual, pero en su dibujo no tiene piernas (figura 42). No me di

cuenta de que había escrito la palabra *girar* en él. Así que le dije: «¿Qué te pasa? No tienes piernas. ¿Te sientes atrapado o bloqueado?». Y él dijo: «Gira la página». En el otro lado del papel está con un apoyo bajo sus pies (figura 43). Yo ocupo una página cuando me dibujo a mí mismo, pero este chico necesita dos páginas. No hay necesidad de preocuparse por su autoestima. Si necesita dos páginas y cuenta con un apoyo, lo logrará. Este dibujo me dice que está bien.

Figura 44
Este muchacho dijo: «Doctor Siegel, los niños se burlan de mí en el vestuario de la escuela, y quiero que me circuncides para que dejen de hacerlo». Yo le dije: «Haz un dibujo de ti mismo en la sala de operaciones», y le entregué una caja entera de lápices de colores, con el negro, el blanco, el marrón y todos los colores del arcoíris. Lo que hizo fue sacar un lápiz de color negro, escribir «Yo» y dibujar un insecto negro en la mesa de operaciones. Luego escribió sobre ella: «La razón por la que hago este dibujo es porque estoy cansado». Yo sabía que ésa no era la razón por la que hizo este dibujo; era como se sentía acerca de sí mismo. Si hubiera sentido que era un niño hermoso y amado, podría haberse dibujado a sí mismo como un hombre joven, hermoso que quería o no una circuncisión. Le dije: «Bien, ¿no quieres que los niños se burlen de ti? Podemos seguir adelante con la circuncisión». Pero le mostré el dibujo a sus padres y les dije: «Le voy a practicar la circuncisión para ayudarle, pero él puede pasarse la vida visitando a cirujanos plásticos y nunca sentirse guapo cuando se mire en el espejo. Lo que más necesita es vuestro amor».

Vi lo mismo entre los formadores personales de salud en una convención. Les pregunté: «¿Qué debería colgar en el vestíbulo de cada edificio público para transmitir el mensaje: "Mira lo hermosa y significativa que es la vida"?». Ellos gritaron cosas como: «¡Mariposas!» «¡Un arcoíris!» «¡Fotos de bebés!». Hasta que les dije: «No, colgaría un espejo». Cuando la primera idea en tu mente es un espejo significa aceptación total y amor por uno mismo. Cuando nos aceptamos a nosotros mismos como una creación de Dios, viendo belleza y significado en lo que somos, tal como somos, también aceptamos a los demás como una creación de Dios. Los niños encuentran la autoestima inicialmente a través del amor y la aceptación de sus padres; una vez que tienen eso no tienen que preocuparse por su aspecto, por lo que digan sus amigos y lo que piensen los vecinos. Si experimentan la indiferencia y el rechazo de sus padres puede ser desastroso.

Figura 45
Este dibujo fue hecho por una periodista que me entrevistó. Cuando dibujó un reloj con una sola manecilla señalando las doce, me di cuenta de que su inconsciente estaba exigiendo que prestara atención a una experiencia traumática del pasado, por lo que necesitaba ayuda terapéutica para curarse.

Figura 46
En mis conferencias muestro este dibujo y pregunto a la gente: «¿Quién creéis que produciría detalladas *instrucciones por escrito* sobre cómo hacer un dibujo, cuando todo lo que le he pedido a esa persona es que haga un dibujo?». Cuando digo: «Fue un ingeniero», todo el mundo se ríe. Él escribió en la parte superior: «Tengo dificultades para dibujar». ¿Qué le preocupa? No era una clase de arte; no le iban a poner nota. No se limitó sólo a añadir unas palabras para etiquetar cosas como hacen algunas personas, sino que escribió una página entera de instrucciones. Estaba tratando de controlar todo en su vida utilizando la cabeza. Lo interesante es que este acontecimiento marcó una enorme diferencia para él, porque yo le dije: «Estás viviendo con tu cabeza, no con tus sentimientos. Tu parte de ingeniero está teniendo problemas con las relaciones y, al igual que hacen los abogados, estás pensando y midiendo, no usando tu corazón». Eso realmente le impactó.

Unos quince años más tarde, mostré esta diapositiva durante una conferencia en Yale y después un hombre del público se acercó y me dijo: «Ésa es la letra de mi padre. Cuando usted le dijo que se estaba basando totalmente en su intelecto en lugar de sentir sus emociones, eso le cambió. Marcó una gran diferencia en él y le ayudó a sobrevivir a su cáncer». Así que lo imprimí y se lo di al hijo.

A algunas personas les da tanto miedo dibujar que le piden a su hijo que haga el dibujo por ellos. Yo les digo: «¿Estás luchando contra el cáncer y te da miedo hacer un dibujo?». Un niño de diez años hizo el dibujo de su madre, poniéndole una cabeza grande y una sonrisa falsa. Así que él entendía que ella estaba viviendo con su cabeza, sin estar en contacto con sus sentimientos.

EL TRATAMIENTO: LA FORMA EN CÓMO LO PERCIBIMOS AFECTA A CÓMO LO EXPERIMENTAMOS

Figura 47
Esta artista tenía un sentido del humor que le ayudó a sobrevivir. Aquí se ha dibujado a sí misma recibiendo quimioterapia y la muestra fluyendo hacia todas las partes de su cuerpo, por lo que de manera inconsciente espera tener un montón de efectos secundarios. Está conectada a la bomba que reparte la terapia intravenosa durante el transcurso del día y de la noche, una de las varias sesiones que ocurrirían durante un período de meses. Ella me dijo: «Estoy cansada de arrastrar esta cosa por todas partes». Realmente estaba lista para abandonar y morir. Así que la miré y le dije: «¿Sabes? Eres la dama de los dragones»,* en referencia a un juego que se llama Dragon Lady, y se echó a reír. Los dragones se convirtieron en el símbolo de sus glóbulos blancos durante las sesiones de visualización, y lo hizo muy bien a partir de

---

* Juego de palabras con el verbo *drag* que en inglés significa 'arrastrar' *(N. de la T.)*.

ese momento. No tuvo problemas con el tratamiento ni con cualquier otra cosa, porque se convirtió en la dama de los dragones.

Los médicos podrían beneficiarse de aprender técnicas psicológicas para tratar con la gente, como el juego de palabras que utilicé para entretener y dar energía a la «dama de los dragones». También utilizo una técnica que llamo «Paradoja», en la que hago lo contrario a lo que el paciente espera que haga. Por ejemplo, cuando alguien viene y dice: «Me han dicho que me queda una semana de vida», le digo: «Yo diría que un par de días». El paciente me mira, sorprendido, y luego lo capta; sólo estoy bromeando. Lo que he dicho es tan atroz que el paciente se echa a reír. Luego empezamos a hablar y la tensión desaparece. El uso de Paradoja ayuda a desplazar el pensamiento del paciente a algo más positivo, que a su vez afecta a su experiencia con el tratamiento. El resultado final mejorará su vida, por lo que con frecuencia hago creer a las personas que están sanas.

Los siguientes dibujos muestran dos respuestas emocionales diferentes de dos pacientes a sus tratamientos. Éstos ilustran claramente por qué las actitudes positivas pueden jugar un papel importante en la curación.

Figura 48
Aquí hay alguien que está recibiendo un trasplante de médula ósea, y parece que está sucediendo en una prisión. La ventana no deja entrar la luz del sol y no hay nada bonito fuera. Las enfermeras son monigotes sin manos y no están tocando al paciente. Ésta tiene un solo brazo y no tiene ojos, orejas ni nariz, así que no tiene manera de expresarse. Está simplemente acostada en una mesa mientras una aguja enorme se acerca a ella. Parece una pesadilla, no una terapia curativa. Una persona que hace un dibujo como éste tiene que ir a casa y visualizar el tratamiento de una manera diferente, como algo terapéutico, hasta que pueda ver que funciona en su beneficio. Tengo un CD titulado *Getting Ready* que ayuda a las personas «reprogramarse» a sí mismas por medio de la visualización guiada. Se lo habría recomendado a esta

paciente, porque habría alterado por completo su respuesta al tratamiento y su resultado. Ahora, vamos a compararlo con el siguiente dibujo, la figura 49.

Figura 49
Ésta es la escena de un trasplante de médula ósea y ésa es la mano de Dios que sujeta al paciente. El IV está en marcha; el médico está en la habitación. El médico normalmente llevaría un gorro, una mascarilla y una bata, pero en este dibujo no es así, y él la está tocando, no con un estetoscopio, sino con la mano, como un ser humano, y está sonriendo. Aunque los tonos se han difuminado con los años, todavía se puede ver el arcoíris de vida en la habitación con ella, simbolizado por los colores de la silla. Parece como si estuviera en un crucero de vacaciones, no pasando por una operación difícil en el hospital. Hay luz brillando sobre ella; la puerta es de color rojo, un color emocional, lo que indica que es su puerta de vuelta a la vida. En una ventana se encuentra el árbol de la vida, un árbol de aspecto saludable. Su familia la está esperando tras la otra ventana. Tiene el reproductor de CD para su terapia de visualización y todo lo que necesita en la habitación. Yo no me preocupo por una paciente como ésta. Los estudios revelan que las personas que hacen este tipo de dibujos y tienen esta perspectiva psicológica tienen una mayor tasa de supervivencia que las personas que hacen dibujos de aspecto negativo.

Figura 50
Esta mujer escribió «Ayuda» en su vientre después de seguir mi consejo para los pacientes que van al hospital. Siempre les digo que se lleven un Kit Siegel. Consta de un rotulador, un objeto que haga ruido y una pistola de agua. El rotulador es para escribir «Corte aquí» y «Esto no, estúpido». Una mujer escribió justo por encima de su vello púbico: «No cortar el césped». Con un sentido del humor como éste, todo el mundo en la sala de operaciones se ríe y se convierte en familia. El objeto que hace ruido puede salvar vidas. Una mujer se atragantó con

la comida en el hospital y cuando pulsó el botón de llamada, nadie respondió. Ella me dijo más tarde: «Si no hubiera tenido un compañero de habitación, estaría muerta». La pistola de agua es para empapar a los que perturben tu privacidad sin una buena razón.

Figura 51

El púrpura es un color espiritual, y aunque su uso puede sugerir que una persona se está muriendo, no creo que el color de la quimioterapia de esta paciente indique que ella cree que va a matarla. Creo que ve que puede curarla. Las manchas rojas en su cuerpo, un color emocional, significan el cáncer. El número menor de manchas blancas entre ellas, que son prácticamente invisibles, son sus glóbulos blancos. La percepción de esta paciente de sí misma como un monigote no le confiere mucho poder. Se ha dibujado en negro y es lo suficientemente honesta como para demostrar que no es feliz. Pero, debido a que no muestra a nadie administrándole la quimioterapia y la ha pintado de color púrpura, parece que sienta que el tratamiento es más que un regalo de Dios. Sus pies apuntan en su dirección, mostrando que su intuición cree que le ayudará.

En lo que se refiere al tratamiento, le diría: «Sí, sigue adelante y dale una oportunidad por el aspecto que tienes en este dibujo, por el color del tratamiento y por la dirección de tus pies». También le señalaría que el cáncer aparece en múltiples sitios y es de color rojo, mostrando que está creando un problema emocional en su vida. La forma en que la gente se visualiza a sí misma es importante: si muestran un millar de células cancerosas y unos pocos glóbulos blancos, lo que está pasando en sus cuerpos coincidirá con esto. Yo le recomendaría a esta paciente que cambiara su imagen y creencia sobre sí misma.

Figura 52

La quimioterapia de esta mujer se aplica con una jeringa negra y ella no permite que entre en su cuerpo. Los ojos y la boca son de color negro y las manchas cancerosas de color púrpura y, en este caso, el púrpura parece representar la muerte. Su mensaje parece ser: «Esto va a matarme. Mi enfermedad me va a convertir en un espíritu». No tiene una nariz con la que inspirar, por lo que no puede respirar la vida, lo cual sugiere que siente que su tratamiento no está mejorando su vida. Un pie está girado hacia la derecha, el oeste, el lugar de las tinieblas, y sus zapatos son de color negro.

También parece como si estuviera desapareciendo: la parte superior de su cuerpo es de color rosa claro (lo que sugiere emociones y dolor encubiertos) y muestra sus cicatrices de la mastectomía. Susan Bach observa que los niños enfermos pueden inicialmente dibujar escenas al aire libre con colores sanos y vivos como el verde y luego, con el tiempo, el color de sus siguientes dibujos puede llegar a ser cada vez más claro, a veces porque los artistas aplican menos presión sobre el papel o a veces porque eligen tonos más pálidos. Cuando esto sucede, dice Bach, indica que la luz de la vida se desvanece, los está dejando. Del mismo modo, el dibujo que esta mujer ha dibujado no augura nada bueno para su futuro.

Figura 53
Este dramático dibujo tiene mucho color. Dado que la paciente ha dejado sus pies fuera del dibujo, diría que se sentía atrapada en el momento en que lo dibujó. Y ella *estaba* atrapada porque tenía cerca de dieciséis años y sus padres le habían quitado su poder. Le habían hecho recibir quimioterapia contra su voluntad, hasta que finalmente se negó a continuar. Cuando la trajeron a mi consulta, querían que convenciera a su hija para seguir el tratamiento. Le pedí que me hiciera un dibujo. Cuando vi las palabras *te odio*, me pregunté si eso significaba que odiaba el cáncer. Ella dijo: «No, yo no odio el cáncer; el cáncer está pasando por el mismo infierno que yo. Está llorando y diciendo: "Ayúdame"».

Menuda declaración; ¡se sentía mal por el cáncer! ¿A quién quería clavarle la lanza, entonces? «Quiero clavársela a mi médico», me dijo. «Él ha hecho que mi cabeza esté calva y fea y mi rodilla horrible». Así que su ira se centraba en los médicos. No sé cómo terminó su caso, pero al menos los padres comprendieron de dónde procedía su ira. Les sugerí que le devolvieran a su hija su poder y le dejaran decidir qué hacer.

La palabra *paciente* se deriva de una palabra que significa «sufridor sumiso». Esto implica que si eres un «buen» paciente, podrás soportar el sufrimiento, la cirugía y la deformación del cuerpo, además de cualquier complicación que se presente, todo sin expresar tu ira. Y tal vez morirás en un momento que agrade a todo el mundo, o morirás a causa de decisiones médicas tomadas por profesionales que no te conocen como persona y te dan el tratamiento erróneo.

Yo les digo a las personas que no sean buenos pacientes, sino *respantes*. ¿Qué es un *respante*? Significa que eres un «responsable participante». Asumes la responsabilidad de tu tratamiento. El médico puede prescribir algo, pero *tú* eres el que decide si hacerlo. Y cuando tomas decisiones, no te juzgas a ti mismo como un fracaso si el resultado no es el que esperabas. La forma en que lo planteo es la siguiente: ¿estás tratando de no morir o de hacer lo que es bueno para *ti*?

La mayoría de las personas pasan por operaciones difíciles con la esperanza de que no morirán o de que vivirán más tiempo, pero algunos se preocupan más por la calidad de vida y elegirán un tratamiento con el que puedan vivir, incluso si eso significa que no podrán vivir tanto tiempo. Un *respante* decide lo que es bueno para él y, si no funciona, no se enoja consigo mismo pensando que es un fracaso. Cuando la gente dice: «No quiero morir», les digo: «Entonces haz todo lo que tu médico te recomiende; si no funciona, por lo menos no te sentirás culpable por no intentarlo».

Figura 54
El adolescente en este dibujo está tumbado en su cama del hospital recibiendo quimioterapia. Creo que probablemente siente que es bueno para él, porque la ha pintado de color naranja, que significa un cambio. Pero él no deja que fluya dentro de su cuerpo; se detiene en su muñeca. Debajo de la cama hay un cuenco para el vómito por los

efectos secundarios que anticipa. El poste de IV es negro y se ha perfilado a sí mismo en negro, así que siente mucho dolor por el cáncer. La ventana es negra también, pero hay nubes azules (energía vital) y son una buena señal. Su ropa también es de color azul, a pesar de que simplemente puede ser el color de la bata del hospital, en cuyo caso no tiene ninguna importancia. El amarillo del colchón en el que yace es de un color positivo si se refiere a su tratamiento.

Lo que me preocupa es la puerta de la derecha: lo que el niño necesita es compañía. La familia decidió que debería recibir quimioterapia y fue al hospital para ello. Pero, ¿dónde está la familia? No están allí para apoyarle. Está tumbado allí él solo, sufriendo las consecuencias de su decisión, sin su presencia y sin su amor.

Intenta llevar a cabo este experimento: pon tu mano en un cubo de hielo mientras estás sentado solo en el cuarto de baño. Haz un seguimiento del tiempo transcurrido. Anota cuánto tiempo pasa antes de que sientas demasiado dolor y tengas que sacar la mano del hielo. Luego lleva el cubo de hielo a la sala de estar y haz que toda tu familia y tus mascotas se sienten a tu alrededor. Vuelve a meter la mano en el cubo de hielo y observa cuánto tiempo puedes soportarlo cuando estás rodeado por la gente que te quiere. Esto ilustra claramente lo importante que es el amor y la compañía para las personas que están luchando para ponerse bien.

Figuras 55 y 56
Esta mujer se dibujó en una caja que tiene una correa para sujetarle la cabeza y que no se mueva mientras que la radiación se dirige a su tumor (figura 55). La línea que forma un lado de la cama pasa por encima de su pie, así que no puede salir. Está encajonada simbólicamente y el hecho de que no tenga dedos en el dibujo sugiere que no tiene el control sobre las cosas. No tiene nariz, lo que implica su falta de inspiración sobre el tratamiento. Se sugiere una falta similar de apoyo y alimentación emocional de sus técnicos, que también carecen de nariz y están de pie al otro lado de la ventana, completamente separados de ella.

En la figura 56 los rayos de radiación son rojos y negros, dos colores emocionales fuertes, por lo que ella va a tener una gran reacción al tratamiento. Observa que ha dirigido el tratamiento no sólo al tumor, representado como una gran mancha negra en su mandíbula, sino también a los hombros, al cuello y a la cara. Una cosa buena es que las células tumorales negras están rodeadas por su sistema inmunológico, que es de un color tierra protector. Esta área marrón parece como si estuviera hecha de ladrillos o canicas que están bloqueando el tumor y confinándolo a esa área. Éste es un enfoque útil pero, sin embargo, creo que va a tener efectos secundarios innumerables donde apuntan las flechas a causa de su actitud hacia él.

Figura 57
Aquí el paciente está tumbado en la mesa de operaciones; su cardiograma está en la pared y está conectado a dos vías intravenosas. La sábana verde que le cubre es de un color saludable, pero no hay nadie allí para cuidar de él. Parece como si hubiera muerto y alguien hubiera cubierto su cuerpo inerte. Lo más probable es que este paciente tenga miedo de ir a la sala de operaciones, porque está mostrando su electrocardiograma y es negro. El electrocardiograma puede sugerir que siente que nadie le está vigilando y, en consecuencia, que su corazón podría pararse, por lo que está muerto de miedo.

Figura 58
En este dibujo se ve lo contrario al miedo. Qué diferencia. Debido a que esta mujer siente que el amor y Dios están en la sala de operaciones, no va a tener ningún problema. La mesa es amarilla como el sol y está rodeada de rayos de energía vital. El cirujano no lleva mascarilla, ni bata, ni guantes; está ahí para ella como persona, tocándola, relacionándose con ella como un ser humano. El cirujano tiene un arcoíris sobre la cabeza y la paciente se está imaginando una flor; las dos cosas están conectadas a la persona por cuatro burbujas. El cuatro es el nú-

mero de la plenitud o la totalidad; también puede tener un significado personal para la artista. Tres corazones y tres notas musicales de color púrpura bailan en el aire. El tres podría referirse a la Trinidad. Hay doce flores, lo que puede significar un período de tiempo, personas o algún otro significado personal. Es simplemente hermoso. Es todo imaginería pacífica y curativa. Yo no me preocuparía por esta paciente en absoluto.

Figura 59
Este hombre está ocultando las manos y no tiene pies; está cortado. ¿Cómo puede ayudarse a sí mismo? ¿Cómo puede alcanzar lo que tiene que hacer? Es bueno que sus hombros sean redondeados, porque los problemas se deslizarán. El hombre muestra dos grandes cicatrices en el pecho y aun así considera la enfermedad como algo ajeno a su cuerpo, como si él no pudiera hacer nada al respecto. Tiene ojos, nariz, una oreja y boca, pero si dibuja su enfermedad fuera de su cuerpo quiere decir que no ha aceptado la realidad de la misma, o la responsabilidad de tratar con ella, así que ¿cómo puede tener un efecto sobre ella?

Su sabiduría intuitiva nos dice lo que está pasando en su cuerpo. Aquí las células negras son células cancerosas, el tratamiento es de color rojo y sus glóbulos blancos son amarillos como el Pac-Men. Una célula cancerosa en la parte inferior no se ve afectada por el tratamiento, así que yo diría que el 80 por 100 del cáncer está siendo abordado por el tratamiento y por su sistema inmunológico.

Utilizando las mismas metáforas que escogió para su dibujo, yo le diría: «Saca las manos, pon tus pies en marcha y acepta que la enfermedad está presente en tu cuerpo». La aceptación no significa que se enfrente a un mal resultado; se trata de que se dé cuenta: «Vale, ha sucedido esto y necesito participar en lo que está pasando, no quedarme ahí parado». Hemos conseguido que mejore la imaginería en sus sesiones de visualización y que vea que el 100 por 100 de su cáncer está siendo afectado.

Figura 60

Este hombre ha utilizado caballos para representar sus glóbulos blancos. Yo le diría: «No te limites a siete caballos; utiliza un centenar o más». (Una mujer utilizó palomitas de maíz, una buena imagen. Los granos tienen mucha energía y parecen infinitos y, a medida que explotan y se abren, pueden ahogar a las células cancerosas). En este dibujo el medicamento de quimioterapia no afecta a todas las células cancerosas del hombre. Yo le pediría que lo visualizara de manera que *todas* las células cancerosas sean atacadas y que, además, lo visualizara sucediendo *dentro* del cuerpo.

LA FAMILIA: EL PRIMER SISTEMA DE APOYO

Figura 61

Un árbol es un símbolo de la familia o de una persona. El tronco representa el cuerpo; la parte superior de un árbol se refiere a la conciencia y las raíces son lo que hay bajo la superficie, el pasado y el inconsciente. Aquí, todo lo que se ve es la parte del árbol correspondiente al cuerpo y hay un agujero en el corazón del mismo. El dibujo se hizo a lápiz, sin color, dejando de lado las emociones y la vida. Cuando los miembros de una familia no se comunican, toda la vida sale de la familia. El padre tiene las manos en los bolsillos. La hija extiende su brazo hacia la madre pero ésta no le corresponde y nadie está tocando al chico. Tienen que comunicarse, apoyarse unos a otros y hablar acerca de sus sentimientos.

Figura 62

Mira el sofá. A pesar de que hay un asiento vacío, esta niña está sentada sola. Se dibujó de color púrpura, así que sabía que me estaba diciendo: «Me voy a morir de mi enfermedad. Voy a ser un espíritu». Mostré este dibujo a los padres y tuvo un profundo impacto en toda la familia. Un año después de su muerte aproximadamente, me llamaron y me dijeron: «Gracias por su ayuda con ese dibujo, porque le dedicamos mucho más tiempo. Teníamos una maravillosa relación con ella y curó nuestras vidas antes de morir». Así que el proceso de su muerte no se trataba sólo de perderla o fracasar, sino que les trajo una sensación de plenitud y significó mucho para ellos que su hija pudiera morir sintiéndose tan amada.

Figura 63
El tejado negro de esta casa podría ser su color real o podría representar los problemas emocionales del artista. Antes de interpretar un dibujo como éste, es importante preguntar: «¿De qué color es el tejado de la casa donde vives?». Una vez tuve un paciente que dibujó una casa roja y un coche negro. Como resultado, estos dos colores emocionales señalaron que su marido era un alcohólico que fumaba en casa y conducía ebrio, por lo que era peligroso para ella estar en casa o en el coche con él. Aquí, dos individuos están sentados juntos delante de la casa y es obvio que hay espacio para los dos en ella. También hay un perro y flores y ha ocupado toda la página. Cuando las personas ocupan toda la página con su dibujo, quiere decir que sus vidas son plenas. Las chimeneas proporcionan una salida fácil al aire caliente de esta casa. Cuando estas dos personas tienen un problema, van a resolverlo. No va a aumentar la presión y destruir su casa.

Figura 64
La mariposa es un símbolo de transformación, por lo que se está produciendo un cambio en la vida de las personas en este dibujo. Esta mariposa es de color púrpura, pero no está volando en la esquina superior izquierda, donde se representa el concepto de la muerte. El dibujo no es trágico, así que no considero que esté prediciendo la muerte. Como la mariposa ocupa la parte central derecha (el presente), lo veo como un símbolo de transformación y cambio espiritual que está relacionado con lo que está sucediendo en la familia ahora. Por encima de ellos hay un arcoíris con los colores en el orden correcto, así que

expresa la idea de orden en la vida de esta familia y una sensación de plenitud. Están en contacto y hay color por todas partes; la imagen está llena de vida. Las cuatro flores podrían representar a las personas. Hay tres flores más juntas y una se encuentra un poco más lejos, como el niño, pero transmite una sensación de energía, crecimiento y relaciones sanas, por lo que es agradable mirar el dibujo.

Figura 65
El número siete aparece en el centro de este dibujo, por lo que podría ser la edad de la persona que lo dibujó. Hay muchos rayos de sol en el cuadrante superior derecho, que representa el presente, el aquí y el ahora, lo que podría relacionarse con la vida del artista en general, las personas en su vida y demás. Ha dibujado cuatro nubes, pero son azules, un color positivo y saludable, no negras. También hay tres olas. Sería útil hablar con ella acerca de todos esos números. Lo que es particularmente interesante es que las cuatro nubes y las tres olas suman siete, así que le preguntaría sobre esto también. El número siete, que es también el número de días de la semana, podría referirse a la situación de la vida del artista y lo que está creando el cambio. Este dibujo lo hizo una niña adoptada y yo señalaría a la familia: «Ella muestra que estáis en el mismo barco, pero en extremos opuestos. Todos tienen los brazos extendidos, pero no están tocando a la otra persona y ella necesita que estéis más cerca de ella».

Figuras 66 y 67
Estos dibujos los hizo una amiga médico después de un accidente de coche al que tuvo la suerte de sobrevivir. Su coche se había salido de la carretera y afortunadamente alguien se dio cuenta, la encontró y la rescató. Pero quedó parapléjica como consecuencia del accidente. En la figura 66, donde está sola, se la ve en un camino curvo cuesta abajo. Todavía hay un poco de sol en su vida pero también hay nubes con un poco de emoción en ellas, ha puesto un poco de rojo. Sin embargo, no son nubes negras y ella luce una sonrisa honesta. Pero tiene un gran

agujero negro en el corazón, es su herida: su parálisis. Imagínate: iba a ser médico y mira lo que le pasó mientras estaba en la facultad de medicina. Le resultó difícil conseguir que la volvieran a aceptar en la facultad a causa de su paraplejia.

En el dibujo en el que se dibujó a sí misma con su novio (figura 67), ella está entera. Como ya he mencionado, cuando los seres queridos están alrededor, el dolor y los problemas de este tipo disminuyen. Su camino ya no es cuesta abajo y ahora es verde. Cuando alguien te ama, tu camino en la vida se convierte en un camino curativo; es una historia diferente cuando estáis juntos. Ella se siente completa otra vez; está de pie. Se miran y están cogidos de la mano. Las cuatro flores podrían ser otras personas, o puede que representen el tiempo, posiblemente el número de años antes de que ella termine su formación médica.

Figura 68
Este dibujo lo hizo una monja. Es la persona que está en el extremo izquierdo, la que tiene cáncer. Ella dijo: «Necesito más ayuda de mi familia», y luego me entregó este dibujo. Señalé que su familia tiene un defecto genético: sus brazos y manos están fijados a sus cuerpos. El vestido azul de la mujer en el centro tiene líneas que se cruzan por encima de sus manos, por lo que están atadas y no puede usarlas. Las manos de los demás están metidas en bolsillos o pegadas a sus costados. Nadie se está tocando en realidad, aunque los hermanos se están rozando. El tercer hermano de la derecha está pisando los pies de otro hermano. Este tipo de cosas aparecen furtivamente en los dibujos y no son accidentales. Algo pasa entre esas dos personas, dado el simbolismo de uno pisando al otro y la forma en que sus cuerpos están situados. Los dos están señalando que, simplemente, no están abiertos el uno al otro.

En la parte inferior, «Mi familia» está escrito en un color rojizo aunque débil, lo que muestra que la pasión y el afecto no están allí. Le dije a mi paciente que tendría que extender la mano y pedir ayuda. Eso es conducta de supervivencia. Si esta paciente está siendo demasiado buena como para no pedir ayuda a su familia, se está haciendo daño. Debe conseguir su ayuda o buscar otro recurso.

Figura 69
Estoy seguro de que esto lo dibujó uno de nuestros hijos. Cuando me dibujó, uno de mis brazos era más largo que el otro por llevar mi maletín; yo siempre estaba en el hospital haciendo algo, y él está expresando una emoción acerca de eso. Bobbie tiene un traje negro, pero no representa una enfermedad; es lo que llevaba puesto cuando posó para este dibujo. Stephen fue finalmente a la escuela de derecho, pero primero fue a la escuela de automoción y siempre estaba reconstruyendo coches, así que tiene una herramienta de mecánico en su mano. Los miembros de la familia están en contacto entre sí. Keith (a la derecha) tiene los brazos muy largos, por lo que podría estar más necesitado o tratando de alcanzar algo. Pero también aquí, mira sus hombros anchos, que señalan que una persona está soportando demasiado. Carolyn (con un suéter azul) y Keith son gemelos; en la parte posterior están John (con gafas) y Jeffrey. Los árboles del fondo parecen saludables.

Alentar a tus hijos a hacer dibujos es una gran manera de iniciar una discusión acerca de cosas con las que se sienten incómodos al hablar de ellas. Cuando estas cosas aparecen en los dibujos, los niños pueden hablar de ellas. Cuando visitaba la escuela el día de los padres, los maestros de mis hijos a menudo se sorprendían de que yo pudiera ver los dibujos de los otros alumnos y decirles cosas acerca de las familias de los niños. Yo podía ver que la familia estaba pasando por un divorcio, una enfermedad o muchas otras cosas diferentes, y los profesores me preguntaban: «¿Cómo lo sabes?». Yo respondía: «Está en el dibujo».

Nuestros hijos aprendieron a usar los dibujos como herramientas para la vida. Eran conscientes de que sabía mucho acerca de los dibujos, así que si estaban tratando de tomar una decisión sobre algo, hacían un dibujo y yo entraba en la habitación, no tenían ningún problema en pedirme ayuda. Pero si estaban trabajando en un dibujo sobre algo personal y yo entraba, lo cubrían con un objeto o se dejaban caer encima de él para ocultarlo. No querían que interpretara los dibujos y me preocupara por ellos o me entrometiera en su vida privada.

Figura 70
El artista, queriendo tomar una decisión sobre si permanecer donde estaba viviendo o mudarse más cerca de su familia, hizo este dibujo. ¿Qué crees que decidió?

LA RECETA DEL DOCTOR PARA LOS PADRES Y OTROS MIEMBROS DE LA FAMILIA

Dispón un poco de papel blanco y una caja de lápices de colores y luego pide a tus hijos que dibujen un autorretrato seguido de un dibujo de la familia para que puedas colgarlos en la nevera. No les digas que los vas a analizar. Te fascinará ver cómo tus hijos hablan contigo a través de sus dibujos. Usa los dibujos como una forma más de acercarte a un miembro de la familia y ayudar a sanar las heridas familiares a través de tu nuevo punto de vista. Cuando los miembros de la familia tengan que tomar una decisión, puedes decirles que dibujen sus diversas opciones para ayudarles a tomar perspectiva sobre qué opción es mejor para ellos, ya sea decidir sobre qué tratamiento es el mejor, a qué universidad ir, con quién casarse, dónde vivir o cualquier otra cosa.

Capítulo 7

Animales, psicología e intuición

No hay una conclusión en el infinito. Hay sólo inclusión... Llegamos al mismo lugar no alcanzable del que nunca nos fuimos.

Gloria Wendroff[1]

Creo que estamos aquí para aportar amor al planeta, cada uno de nosotros a nuestra propia manera. Y, aunque nuestra contribución humana al amor es esencial, los seres humanos no son la única fuente de amor del planeta. Cuando alguien que vive solo me dice que está sufriendo a causa de una enfermedad, dolor o depresión, le aconsejo que desarrolle una relación. Cuando le das sentido a tu vida de esta manera, tu vida y la forma en que os sentís tú y tu cuerpo cambia. Mi receta para aquellos que no se encuentran bien es incluir otras cosas con vida en sus vidas, otros seres que dependan de ellos y a los que se sientan conectados, como un perro o un gato. Cuando las personas hacen esto, sienten que no deben morir y romper el corazón del animal. Al abrir tu corazón al amor de un animal, le das a tu cuerpo una razón para vivir.

Los estudios han revelado los beneficios de supervivencia de tener un perro, un gato o peces en casa o en residencias de ancianos, e incluso de tener plantas, cuando a los residentes de los hogares de ancianos se les da la responsabilidad de cuidar las plantas. Otros estudios revelaron que, doce meses después de sufrir un ataque al corazón, los pacientes que provenían de hogares con un perro tuvieron una menor tasa de mortalidad que los pacientes cuyos hogares no tenían perro. En otro estudio, los corredores de bolsa con hipertensión recibieron tratamiento, pero a la mitad de ellos también se les dio un perro para que se lo llevaran a casa y al trabajo. Los que se llevaron al perro mantuvieron su presión arterial más baja.

Una de mis pacientes con cáncer tenía doce gatos y a su familia le preocupaba que su casa no estuviera limpia. Incluso habían dejado de visitarla por el olor. También les preocupaba que el cuidado de los animales fuera demasiado trabajo para ella durante las semanas de tratamiento, y me dijeron que habían convencido a mi paciente para poder regalar sus gatos. Le dije a la familia: «Si la separáis de los gatos, está muerta. Decidle que no encontráis un hogar para ellos; después entrad y limpiad la casa». Dejaron a los gatos con ella; los gatos se convirtieron en su terapia, y ella consiguió recuperarse con éxito.

Nuestro ambiente interno cambia cuando las emociones despiertan una serie de reacciones eléctricas y químicas. Cuando una persona acaricia a un animal, la hormona de la oxitocina se libera en la sangre de cada uno de ellos. Ésta es la misma hormona que fluye en el cuerpo de la madre después del parto y hace que cree un vínculo con el bebé. Cuando el padre y otros miembros de la familia cogen al bebé, reciben una explosión similar de la unión química. Las hormonas y neurotransmisores que nos ayudan a relacionarnos con las personas y otros seres vivos envían mensajes eléctricos a través de nuestros cuerpos. Dicho de una manera más simple: los vínculos y los cuidados son buenos para tu salud.

No sólo tienes receptores en el cerebro, sino también en el estómago, las manos y muchas otras zonas del cuerpo. ¿Por qué las personas dicen que «se sienten completamente bien», o que tienen una «corazonada» o el «corazón roto?». Cuando la química interna se vincula con los receptores, todo tu cuerpo se convierte en el beneficiario o sufre las consecuencias, dependiendo de qué hormonas se hayan liberado. Estoy hablando de la médula ósea, del revestimiento de los vasos sanguíneos, de todos los órganos y de todas las células que forman tu organismo.

El adagio acerca de los animales que roban protagonismo se basa en el hecho de que tienen una maravillosa manera de hacernos reír. ¿Quién puede sentirse abatido cuando su perro persigue su cola o su gatito salta asustado cuando pasa por delante de un espejo y ve su reflejo? La ciencia ha demostrado que la composición de hormonas y neuropéptidos que circulan en la sangre de la persona que se ríe varias veces al día difiere de la de la persona que está deprimida, enojada o tiene miedo; la persona que se ríe también tiene mejores estadísticas de supervivencia.

No puedo contar el número de veces que he visto el efecto beneficioso del amor de un animal sobre la voluntad del paciente de vivir y la recuperación de esa persona como resultado. El mensaje que tenemos que aprender de los animales es el siguiente: usa los animales como tus modelos a seguir. Sal a la calle y haz ejercicio. Juega tan a menudo como puedas. Crea lazos estrechos y amistades mientras te acostumbras a escuchar sin prejuicios y a mostrar un corazón empático. Cuídate a ti mismo igual que cuidas de tus mascotas. Por favor, no hagas lo que hizo una amante de los gatos. Ella y su esposo dejaron de fumar en casa y trasladaron su hábito poco saludable al patio trasero con el fin de no matar a sus gatos con la exposición al humo. Si quieres vivir y estar ahí para sus mascotas, ámate a ti mismo tanto como a ellos y deja las adicciones no saludables.

LA RECETA DEL DOCTOR

Saca a un perro a pasear. Observa cómo te sientes mientras caminas con tu compañero canino en comparación a cuando caminas sin compañía. ¿Las personas a tu alrededor se comportan de manera diferente? Por ejemplo, ¿se detienen y hablan contigo? (Un gran porcentaje de las mujeres entrevistadas en una ciudad dijeron haber conocido al hombre con el que se casaron mientras paseaban a sus perros). Después del paseo, presta atención a tu estado de ánimo. ¿Cómo se compara con la forma en que te sentías antes de pasear al perro? Si no puedes caminar, haz que alguien te lleve a un refugio de animales. Pon un gato, un perro pequeño o un conejo sobre tu regazo y pasa tiempo acariciándolo. Observa cómo te sientes antes, durante y después. Ofrécete como voluntario para volver.

TODO VUELVE

Los animales pueden actuar como catalizadores, proporcionando efectos beneficiosos en nuestra vida cuando estamos sumidos en circunstancias difíciles. En *El libro de los milagros*, Mary Rose Anderson habla del rescate de un gato callejero que salvó a su hija. Frances había sido diagnosticada de trastorno oposicional desafiante y síndrome de Tourette y tenía grandes dificultades para el aprendizaje. Mary Rose comparó las rabietas diarias y el comportamiento desafiante de su hija con el de la joven Helen Keller antes de que Annie Sullivan entrara en su vida. A Mary Rose le parecía que nadie sería capaz de llegar hasta su hija, a pesar de la dedicación de las personas que intentaba ayudarla.

«Cuando Harry el Encantador de Niños entró en nuestra casa», dice Mary Rose, «le miré con asombro a medida que mi hija empezó a cambiar».[2] Harry se asignó a sí mismo el papel de compañero permanente de Frances y susurraba con amor sin prejuicios mientras observaba cada movimiento que hacía. Antes de la adopción de Harry, Frances tenía fuertes accesos de emoción frecuentes y se negaba a concentrarse durante las sesiones de tutoría o caía en un silencio desafiante. Pero con el gato que meneaba la cola sentado en la silla junto a ella, Frances se concentraba más en la tarea en cuestión. Hablaba con Harry de lo que estaba haciendo, lo hacía participar en sus clases. Cada noche, sin importar lo que hubiera pasado durante el día, Harry se subía a la cama con Frances y le daba afecto hasta que se dormía. Bajo la influencia calmante del gato rescatado, Frances pasó de ser una niña con pocas esperanzas de progresar jamás a una mujer joven, feliz y productiva a la que le encanta escribir poesía. Éste es un extracto de uno de sus poemas:

> ¿Y si yo fuera mi gato?
> Me pregunto cómo sería despertarme siempre a las siete
> mordiéndome los dedos de los pies. ¿Los dedos de mis pies
>   saben bien?
> Me pregunto cómo sería poner mi cara felina
> a unos centímetros de mi paciente y cariñoso amo…
> y maullar.
> ¿Me gustaría oír el sonido de mi propia voz?[3]

Los caballos también juegan un papel terapéutico importante para las personas con *handicaps* físicos, mentales, emocionales y de desarrollo. Los individuos que se someten a hipoterapia (terapia con caballos) esperan toda la semana con ansia ese día, no importa si han sufrido un derrame cerebral, una amputación o si tienen autismo, síndrome de Down, parálisis cerebral, trastorno de estrés postraumático o cualquier otra afección que hace de la vida un desafío sin igual.

Gail Corell, presidenta y coordinadora de voluntarios del programa de equitación terapéutica Cruces Ecuestres, cree que las mejoras físicas y psicológicas que ha visto en sus jinetes rayan lo milagroso. «Un caballo llega al corazón de alguien de una manera que ninguna pelota de terapia podría», dice Gail. Me contó una historia sobre Kirbey, su caballo percherón de terapia que fue rescatado originalmente de un circo y luego, más tarde, rescatado por el instructor del programa de un propietario negligente. «La semana pasada llevamos a Kirbey al Festival Infantil de South Whidbey Island», dijo Gail. «Mientras estábamos en nuestra sección del parque de atracciones, Kirbey dirigió su atención a algo en el otro extremo del campo. Su comportamiento y su lenguaje corporal indicaron a nuestra entrenadora de potros e instructora de equitación, Miriam Burk, que estaba dispuesto a ir hacia allí. Preguntándose qué había atrapado su interés con tal intensidad, se montó en el caballo y le dejó tomar la iniciativa. Kirbey trotó con aire resuelto a través de esa multitud de personas, pasando por delante de cientos de niños y padres. «Adora a los niños», explica Gail, «y pasar por delante de sus manos extendidas no era algo que normalmente quisiera hacer. Al otro lado del campo, había una chica sentada en una silla de ruedas y estaba completamente sola. Kirbey avanzó directamente hacia ella, se detuvo y luego bajó la cabeza dejando que la acariciara mientras sus ojos [entablaban] una conversación larga y conmovedora. Desde el momento en que el caballo puso su mirada en la chica, Kirbey sabía exactamente lo que necesitaba y se lo proporcionó».[4]

Emily Brink, fisioterapeuta y profesora de equitación terapéutica en Cruces Ecuestres, ha visto a estudiantes anclados en sillas de ruedas que habían sido incapaces de mantenerse erguidos sin ayuda mejorar en un grado tal que, en sólo ocho meses, podían sentarse en posición vertical y controlar los movimientos de la cabeza. «En la consulta externa del hospital», dice Emily, «tengo suerte de conseguir que un paciente mueva la pelvis entre treinta y sesenta repeticiones por sesión. Pero cuando alguien está sentado sobre un caballo, el movimiento del animal obliga al cuerpo del jinete a hacer movimientos que imitan el caminar, y la pelvis del jinete hace miles de repeticiones. Esto estimula su cerebro y envía un maravilloso aporte a los músculos centrales; mejora la postura y el equilibrio, desarrolla la coordinación y aumenta el control de la cabeza y el cuello. La confianza en sí mismo y el estado de ánimo general del jinete reciben un gran estímulo. Esto provoca un crecimiento y desarrollo en múltiples niveles, lo que produce un cambio increíble y positivo en sus vidas».[5]

Los animales se comunican a través de la conciencia en lugar de las palabras y tienen mucho que enseñarnos acerca de ser completos. En

No Buddy Left Behind: Bringing U.S. Troops' Dogs and Cats Safely Home from the Combat Zone, Terri Crisp cuenta su historia de los primeros ocho meses de la Operación Cachorros de Bagdad. Los animales callejeros que habían adoptado los soldados estadounidenses en la zona de guerra se habían convertido en familia para las tropas y, cuando sus compañeros soldados fueron redistribuidos, los animales necesitaban un milagro para salir de Irak. Un soldado de las Fuerzas Especiales regresó a su casa tras varios años de despliegues, sin poder hablar con nadie y sufriendo graves síntomas de trastorno de estrés postraumático. Su madre temía haber perdido a su hijo. Cuando oyó hablar del perro que había dejado atrás, se puso en contacto con la organización y pidió ayuda. Con su intervención, el compañero de guerra de su hijo fue rescatado y lo llevaron a casa con él en Estados Unidos. Cuando esta madre se asomó por la ventana y vio a su hijo hablando con el perro, con su brazo alrededor del animal y al perro escuchando cada palabra suya, lloró aliviada. La madre del soldado dijo: «La guerra se llevó a mi hijo, pero ese perro le salvó la vida y lo ha traído de vuelta».[6]

Crisp también cuenta la historia de una oficial de las Fuerzas Aéreas de Estados Unidos que trabajaba en un equipo de salud mental en Bagdad y que rescató a un cachorro de las calles. Los soldados habían sido reacios a acudir al centro para un asesoramiento muy necesario, pero cuando el cachorro se unió a los asesores, los soldados fueron a la estación y pidieron verlo. «Mientras sostenían al perro, de repente se abrían y podíamos establecer una relación terapéutica», explica la oficial. «¡Fue el mejor técnico de salud del equipo!». Después de haber sido salvado por la Operación Cachorros de Bagdad, el cachorro, llamado Patton, fue trasladado a Estados Unidos, donde vivió con la oficial retirada. Meses después del regreso, la oficial descubrió que tenía cáncer de mama. «Patton se convirtió en mi terapia y mi instructor. No sé lo que habría hecho sin él. Me hacía reír y me dio esperanza. Ahora estoy bien de nuevo y entrenándome para correr una maratón».[7]

Los animales de servicio han desempeñado un papel inestimable en ayudar a las personas a adaptarse y lograr cosas que la mayoría de nosotros damos por sentado. Cuando Jacquei compartió su historia conmigo, me fascinó enterarme de que ella era una de las primeras mujeres mecánicas que trabajaba en los aviones de combate de la Armada de Estados Unidos. Se especializó en asientos eyectables, sistemas de oxígeno, extintores de incendios y otros sistemas de salvamento y, durante sus cinco años con los Blue Angels, se fue de gira por Estados Unidos y Canadá. El día favorito de Jacquei era el viernes, cuando los Blue Angels ponían espectáculos para niños asociados a la Fundación Make-A-Wish o visitaban las escuelas. «Me encantaba porque los niños son curiosos y tienen un interés genuino», dijo. «También hacían buenas preguntas, como por qué los pilotos no se caen del avión cuando vuelan al revés». Jacquei tenía experiencia de primera mano que le ayudó a responder a esa pregunta. Su realistamiento fue oficiado por un oficial de la marina mientras montaba en la parte trasera de un F/A-18 Hornet invertido, a sólo doscientos metros del agua.

Jacquei se vio obligada a retirarse de la Marina de Estados Unidos por razones médicas. Su peor lesión no fue ninguna de las sufridas estando de servicio, sino el trastorno de estrés postraumático grave que la perseguía en su vida cotidiana. «Es como un interruptor de luz que se conecta de repente y no puedes apagarlo», explicó Jacquei. «Un ruido o movimiento inesperado me pone en un estado hiperalerta y luego un gatillo dispara pánico, miedo, ira o rabia». Jacquei sufre síntomas típicos: trastornos del sueño tales como pesadillas y sonambulismo, pérdida de memoria, respuesta de sobresalto y enormes cambios de humor. La medicación no ha logrado controlar todos sus síntomas.

«Ahí es donde entra Sampson», dijo mientras acariciaba a su perro de servicio, un chihuahua de dos kilos. «Él sabe antes que yo que algo en mi cuerpo va mal. Se sube a mi regazo, pone las patas sobre mis hombros y lame mi cara hasta que le presto atención, desviando mi concentración de la fuente de mi agitación. Con sólo mirarle y sentir que me toca, me calma antes de que me domine el pánico. Algunas personas se burlan cuando digo que este mini chihuahua es un perro de servicio, pero Sampson tiene espíritu de rottweiler y me protege vaya donde vaya. Su fuerte sentido del deber hacia mí hace posible que salga y viva una vida relativamente normal. A los que dudan les digo que Sampson puede ser pequeño, pero cada día demuestra que el tamaño no importa».

Los animales son creaciones completas de Dios, mientras que los humanos no son completos. Si estás sufriendo, pon un animal en tu vida. Ama al animal y cuida de él. Comprobarás que el amor dado se convierte en amor recibido y que la recompensa por dar amor es el bienestar.

COMUNICACIÓN PSÍQUICA

Creo que la creación proviene de una energía amorosa, consciente e inteligente, y cuando salimos de nuestro cuerpo en una experiencia cercana a la muerte pasamos a un estado sin vida y volvemos a entrar en ese estado de perfección del cual vinimos. Creo que la inteligencia que permanece cuando tenemos una experiencia cercana a la muerte o cuando nos encontramos flotando por encima de nuestros cuerpos, es la misma fuerza que se comunica a través de nuestros sueños, habla con nuestra intuición mediante símbolos y guía a nuestra sabiduría interior. Ésta, la conciencia universal colectiva, es la fuente de toda creación y se comunica con nuestra conciencia.

La conciencia no es local, lo que significa que no depende de cuerpos físicos y recorre grandes distancias en un instante mientras cruza las fronteras del lenguaje, las especies, el espacio y el tiempo. Amelia Kinkade, escritora, médium y comunicadora de animales me dijo, mientras ella estaba en Los Ángeles, dónde encontrar a nuestro gato Boo Boo que había desaparecido de la casa de nuestro hijo en Connecticut. Mientras «veía» a través de los ojos del gato, describió la casa y el patio de una manera increíblemente detallada e identificó dónde se escondía el gato. Salí y rescaté a Boo Boo en el lugar exacto que Amelia había visto desde casi tres mil kilómetros de distancia.

Amelia también me enseñó que tenía que tranquilizar mi mente con el fin de ser capaz de comunicarme con mis animales. Uno de mis mayores problemas es mi tendencia a ir mentalmente a un lugar peligroso cuando uno de nuestros animales de compañía desaparece o actúa de un modo extraño. Trato de obligarlos a hacer lo que yo quiero y bramo sus nombres con miedo e ira mientras los busco o entro en mi cabeza y decido lo que está pensando el animal, lo cual nunca funciona.

Cuando Amelia se refirió a la comunicación animal, no estaba hablando de sonidos verbales o contacto físico, sino sobre la conexión de mi conciencia con la frecuencia de la conciencia que la inteligencia de los animales sintoniza y entiende. Todos somos capaces de hacer esta conexión, pero antes de que la inteligencia no local pueda comunicarse con nosotros, tenemos que entrar en un estado de serenidad mental. No puede llevarse a cabo cuando estamos en crisis porque las mentes turbulentas no pueden alcanzar el estado tranquilo que refleja imágenes espejo.

He tenido muchas experiencias en las que una voz me ha hablado y, por lo general, ha sucedido mientras estaba dando un paseo o haciendo ejercicio y mi mente estaba tranquila. Uno de estos eventos ocurrió justo después de publicar un libro titulado *Buddy's Candle*. Es la historia sobre el amor que siente un niño por su perro, Buddy, y cómo el perro le enseñó a apreciar la vida y gestionar la muerte.[8] Había escrito esa historia para ayudar a personas de todas las edades a gestionar la pérdida de un ser querido de cualquier especie.

Un sábado por la mañana, después de que las primeras copias impresas de *Buddy's Candle* llegaran a mi puerta, saqué a pasear a nuestro perro, Furphy. En el silencio, oí una voz que me decía: «Ve al refugio de animales». He aprendido con la experiencia a escuchar siempre a esta voz y siento que viene de Dios o, como dice mi esposa Bobbie, de Dios sabe dónde.

Decidí llevar algunos ejemplares del libro al refugio y, cuando llegué con Furphy, encontré a una voluntaria sentada junto a la puerta con un perro. Casi parecía como si la voz hablara a través de mí mientras le decía: «¿Cómo se llama?».

«Su nombre es Buddy», respondió ella. «Una mujer lo trajo hace menos de quince minutos, porque no le gusta cómo se comporta».

La coincidencia de su nombre me llamó la atención, y su comentario sobre su dueña me recordó al único perro que tuve en mi infancia. Mi madre, que no quería un animal en casa, lo hacía descender con su arnés por la ventana hasta que orinaba, y luego tiraba de él hacia arriba de nuevo. Tan sólo una semana después de su llegada, cuando regresé a casa de la escuela, me dijo que mi perro estaba enfermo y que lo habían devuelto.

¿Cómo podría no adoptar este animal? Sabía que la conciencia colectiva había tomado la decisión por mí. El color de su pelo era como el de Furphy y no tenía cola. La de Furphy había sido amputada, así que encajaban. Era obvio que éramos familia. Al menos en este caso pude elegir a mis parientes. Les di a todas las personas del refugio una copia de *Buddy's Candle* y me llevé a Buddy a casa conmigo.

Los eventos, circunstancias, nombres, números y demás elementos sincrónicos son señales de que una inteligencia superior está jugando el papel de guía en la forma en que esos eventos suceden. Recuerda, las coincidencias no existen y nuestro inconsciente está siempre creando nuestro futuro.

Meses más tarde estaba en el refugio de nuevo y me dijeron que un perro llamado Simon, el nombre de mi padre, estaba allí y que necesitaba cirugía para extirparle un tumor grande. Mi formación como cirujano oncológico hizo que me diera cuenta de la urgencia de su situación, así que ayudé a pagar sus facturas médicas y me lo llevé también a casa. Cuando estuvo totalmente recuperado, encontramos una familia que le daría mucho amor y seguiría compartiendo su historia con nosotros. Ahora tenemos un gato llamado Simon y ya no revelo los nombres de nuestra familia a las personas del refugio.

La comunicación con los animales es inherente a todos nosotros, como explica Amelia en su libro *The Language of Miracles*.[9] Los pensamientos y las emociones son ondas electromagnéticas que viajan en frecuencias específicas, como las ondas de la radio. Si estás completamente tranquilo cuando un animal emite un pensamiento o sentimiento, puedes aprender a relacionar la frecuencia de tus pensamientos y emociones con las del animal y vibrar en su onda. Los animales piensan con imágenes; experimentan una amplia gama de emociones y poseen una gran capacidad de amar, dar y tener relaciones significativas. Cuando se dan cuenta de que hemos oído y entendido sus sentimientos y pensamientos, son agradecidos y nos premian con su propia salud mejorada y su devoción hacia nosotros.

Mis animales también saben qué día tengo la intención de asearlos y hacen que me resulte difícil encontrarlos. Dos gatos que viven al aire libre desaparecieron durante una semana después de que hubiera programado una cita con el veterinario para primera hora de la mañana con la idea de atraparlos y llevarlos al veterinario cuando vinieran a desayunar. A la mañana siguiente, después de cancelar la cita, aparecieron muy temprano para el desayuno.

Ahora que soy un creyente, cuando se me presenta un problema con los animales me hago la pregunta QHA: ¿Qué haría Amelia? Nuestra querida coneja, Smudge Eliza-Bunny, siempre comenzaba su día saliendo a toda prisa por la gatera y se quedaba todo el día en nuestro jardín vallado con el resto de mascotas. Siempre quise saber por qué permitía que mi esposa la cogiera y la metiera en casa por la noche sin ningún problema, pero se ponía a corretear durante diez o quince minutos antes de dejarme cogerla cada vez que intentaba hacerlo. Casi todas las noches, yo era el que la metía en casa, por lo que me molestaba que Smudge hiciera mi tarea tan difícil.

Así que después de aprender sobre comunicación animal con Amelia, mi primera QHA fue entrar en nuestro jardín la noche siguiente y, en mi cabeza, preguntarle a nuestra coneja: «Smudge, ¿por qué no dejas que te coja y te meta en casa igual que le dejas a Bobbie?».

Cuando obtengo una respuesta inesperada en mi mente, me verifica que proviene del animal y no de mi imaginación. En este caso la respuesta fue: *No tratas a los gatos de esa manera.* Cuando le pregunté qué quería decir con eso, Smudge comunicó que yo no hacía volver a los gatos en un momento determinado. En lugar de eso les daba la libertad de entrar y salir hasta mi hora de dormir. Le expliqué a Smudge que los gatos podían defenderse solos si un depredador entraba en el jardín, pero que me preocupaba que ella estuviera fuera cuando oscurecía.

Después de nuestra comunicación, Smudge saltó y me dejó cogerla, y continuó haciéndolo cada día. Debo admitir que algunos días me sonreía y me recordaba los viejos tiempos durante un minuto o dos, pero me di cuenta de que sólo era su sentido del humor. Y cuando tenía citas, salía al patio y le decía que tenía que salir de casa y que me sentiría mejor si ella se quedaba dentro. Siempre saltaba hacia mí cuando sabía que tenía un horario que cumplir.

Cuando Smudge murió, Amelia dijo: «Estará con Rose, que la ama». Amelia no sabía que el nombre de mi madre era Rose, ni que moriría poco después de Smudge. Ahora sé que están juntas de nuevo, compartiendo historias sobre mí.

El año pasado me fui de compras con nuestros dos perros, Furphy y Buddy. El coche en el que nos montamos era un monovolumen nuevo con un mecanismo en la llave para abrir la puerta con control remoto. Después de las compras, volví al coche y quedé horrorizado al ver que la puerta lateral estaba abierta, ya que accidentalmente había pulsado el botón de la llave. Buddy, que me preocupaba más porque le aterrorizaba ir en coche, estaba sentado en el coche tranquilamente, mientras que Furphy no estaba por ningún lado. Mi primera reacción fue de pánico, y empecé a correr gritando su nombre y buscando en los alrededores del aparcamiento. Entonces recordé: «No estás haciendo lo que Amelia te enseñó», así que me pregunté a mí mismo, «¿QHA?».

Me tranquilicé y me metí en la cabeza de Furphy para averiguar lo que él estaba pensando. Inmediatamente me di cuenta de que me estaba buscando y que probablemente estaría ante el mostrador del supermercado con alguien preguntando por el altavoz: «¿De quién es este perro?». Digo esto porque, cuando asistí al taller de Amelia en el Instituto Omega, a Furphy no le dejaron entrar en el comedor. Así que durante la pausa del almuerzo, lo dejé en la puerta de atrás y le dije que esperara a que saliera, cosa que suele hacer. Pero esa vez no lo hizo. Al poco tiempo, un hombre entró en el comedor con Furphy en sus brazos, preguntando de quién era el perro y así nos reunimos. Al parecer, Furphy había ido corriendo hacia la puerta principal y entró en el vestíbulo, buscándome. Se ganó los corazones de todos y le permitieron quedarse.

Esta vez, mientras me acercaba a la entrada principal del supermercado, vi a un guardia de seguridad sentado en su coche. Bajó la ventanilla del conductor y preguntó: «¿Está buscando a un perro?». Le contesté que sí, y él dijo: «Aquí está, en el asiento delantero con aire acondicionado, agua y golosinas». El guardia continuó diciéndome que había visto a Furphy caminando hacia la entrada del supermercado y no quería que le atropellara un coche, así que lo recogió y lo mantuvo a salvo. Después de darle las gracias al hombre, Furphy me siguió de vuelta al coche y nunca hemos vuelto a tener ese problema.

A continuación voy a hablar sobre Buddy y a explicar por qué estaba sorprendido por cuál de los perros se quedó en el coche y cuál no. Después de la adopción de Buddy en el refugio de animales, nunca conseguía hacer que se subiera a un coche sin dificultad. Incluso una vez saltó fuera del coche cuando me paré para repostar. En casa, si no le ponía una correa, meterlo en el coche era una experiencia frustrante y que me llevaba mucho tiempo. Finalmente, un día pensé: «¿QHA?».

Entonces me calmé y le pregunté a Buddy por qué no quería subirse al coche. Me sorprendió su respuesta. Me dijo que la mujer que había sido su ama previamente era muy buena, pero cuando su marido llegaba a casa del trabajo le pedía que sacara al perro a pasear. Buddy me dijo: *Me metía en el coche y luego conducía hacia un bar y me dejaba en el coche. Cuando salía se comportaba de manera impertinente porque había bebido y simplemente me llevaba a casa, sin dejarme salir a dar un paseo. Así que meterme en un coche me recuerda a todos los abusos que he recibido, y me da miedo.*

Ese día, la desobediencia de Buddy terminó. Nos entendimos el uno al otro. Buddy puede disfrutar del coche porque sabe que siempre salimos a compartir el día. Le encanta perseguir cosas que se mueven en el bosque cerca de nuestra casa y, sin embargo, nunca me tengo que preocupar de que no vuelva a casa. Cada vez que abro la puerta lateral del coche, antes de que pueda decir «¡Sube!», ya está en el asiento delantero con muchas ganas de que nos vayamos.

Furphy y Buddy son mis coterapeutas en grupos de apoyo y en cualquier lugar donde se les permita entrar. El único problema es que, ahora que saben que podemos comunicarnos, Furphy nunca deja de decirme qué hacer e interrumpe los grupos de terapia a menos que reciba una golosina, que es la señal para que entienda que vamos a empezar la sesión de terapia.

El otro día arranqué el coche pensando que los dos estaban dentro, pero después de recorrer medio kilómetro me di cuenta de que nadie me decía hacia dónde ir o qué hacer. Me volví para mirar en la parte trasera del coche y vi sólo a Buddy. Conecté de inmediato con Furphy y le dije que lo sentía y que iba de camino a casa. Di la vuelta y conduje hacia casa, sabiendo que Furphy estaría sentado en el camino de entrada con esa mirada que las creaciones completas de Dios nos echan a los incompletos humanos diciendo: *Tío, eres un tarado*. Es una mirada que también me echaban los gatos cuando sin querer los dejaba fuera toda la noche. Ahora, cada noche antes de meterme en la cama, presto atención de manera intuitiva y física, para asegurarme de que todos nuestros niños están en la casa y que nadie se ha quedado fuera. Les hago saber que quiero que estén dentro para protegerles y no sólo porque desee su compañía, y es entonces cuando aparecen en la puerta.

Mi amiga experimentó una conexión intuitiva con su perro mientras asistía a un taller de curación de animales y lo había dejado en casa. Cindy escribió:

Durante nuestra sesión de meditación me quedé alucinada cuando inesperadamente me encontré mirando a alguien que parecía tan alto como un gigante. Yo estaba a la altura de sus rodillas. De repente me di cuenta de que el gigante era yo, ¡y de que yo ya no estaba en mi cuerpo! Al ser una persona de baja estatura, nunca me había visto a mí misma como una persona alta. Eso es lo que me hizo darme cuenta de que no estaba mirando a través de mis propios ojos, sino que me estaba viendo desde la perspectiva de mi perro. Podía entender los pensamientos de Pickles y sentir sus sentimientos. El amor que sentía por mí era tan inmenso que casi me sentía abrumada. Nunca he experimentado un amor puro tan profundo como ése. Su existencia era algo más que un corazón y un sentimiento; era su alma radiante por mí y casi me hizo llorar.

Pickles había dejado de mover su pata trasera después de dos operaciones de rodilla consecutivas. Durante la recuperación de la primera operación, se las había arreglado para quitarse el collar isabelino, sacarse los puntos de sutura y lamerse; la infección resultante dañó la zona hasta tal punto que tuvo que someterse a una segunda cirugía. Semanas después de que la herida se curara, no movía esa pata, sino que la dejaba colgar flácida mientras las otras asumían el control. El día del taller de curación de animales, los sentimientos y los pensamientos imaginarios de Pickles me hicieron entender que él creía que había hecho algo malo y por eso su pata estaba dañada. Lo sentía realmente y estaba intentando esforzarse al máximo para ser bueno, así que dejó de mover la pata.

Me sentí muy mal cuando me di cuenta de cómo Pickles había interpretado el dolor de la segunda operación como un castigo. Le aseguré con mi mente que no había hecho *nada* malo, que siempre era un buen chico y que lo amaba de verdad. Cuando llegué a casa después del taller de tres días, lo primero que hice fue pasar tiempo con él haciendo un trabajo de energía en la pata y el cuerpo, y darle a entender cuánto lo amaba. Seguí la rutina de las sesiones de curación y amor todos los días.

Inmediatamente Pickles comenzó a mover la pata. Al cabo de dos semanas incluso empezó a correr con ella, y después de cuatro semanas, cuando probé la resistencia de su pata en extensión, había aumentado aproximadamente del 20 por 100 de resistencia normal a alrededor del 80 por 100. Lo que me sorprendió fue que no sólo perdió su miedo a usar la pata, sino que se curó también en otro sentido. Pickles había sufrido ataques epilépticos desde que lo teníamos y el veterinario quería administrarle una medicación para reducir su frecuencia. El medicamento hacía que tuviera sueño todo el tiempo. Si lo único que quería hacer era dormir, ¿qué clase de vida era ésa para él? Así que no le dimos el medicamento. Después de las sesiones de curación de la rodilla, Pickles nunca tuvo otro ataque. Su epilepsia desapareció.

Podría compartir muchas más historias sobre curación con energía. Cuando el veterinario recomendó la eutanasia para uno de nuestros perros porque nunca había visto recuperarse a un perro tan enfermo, los niños no me dejaron dar mi consentimiento. Vi a ese animal dar un giro total y recuperarse de un cáncer terminal con amor y tacto. Yo mismo he experimentado la curación con energía después de una lesión. Para conocer más sobre el tema del trabajo con la energía, véase *The Energy Cure* de William Bengston, un libro que he encontrado fascinante.

ENERGÍA CURATIVA CONSCIENTE

Aunque siempre he tratado de mantener una mente abierta, no hubo nada durante mi formación como médico que me enseñara a entender que todas las formas de vida emiten una imagen de espejo de energía consciente invisible en un nivel cuántico subatómico, ni que las personas pueden comunicar esta energía a través de métodos psíquicos o intuitivos. Tampoco me dijeron que la gente puede facilitar la curación espontánea de problemas físicos en el cuerpo utilizando la energía consciente.

Un día, Bobbie y yo estábamos en una reunión de la Asociación Médica Holística Americana y la conferenciante invitada era Olga Worrall, escritora y mística de renombre que se comunicaba con los espíritus y realizaba curaciones espirituales.[10] Olga decía que cuando trabajaba sintonizaba su campo de energía personal con una relación armoniosa con el campo universal de energía, convirtiéndose así en conductora entre ese campo de energía y el paciente. Explicaba que las emanaciones rodean a todos los individuos, y que estas emanaciones son causadas por corrientes eléctricas que fluyen en el cuerpo físico. Habló de ondas sonoras procedentes de los órganos físicos, ondas de pensamiento de la mente y vibraciones del cuerpo espiritual, o aura.

La capacidad de Olga para canalizar la energía había sido probada por muchos científicos respetados en docenas de experimentos controlados; a menudo los experimentos se llevaban a cabo a grandes distancias, por lo que no se trataba de creencias, sino de investigación. Su presentación me fascinó, pero como mi formación médica y mi experiencia no contemplaban la posibilidad de lo que ella describía, me mantuve escéptico.

Cuando Olga terminó de hablar, mi esposa me dijo que me acercara y le pidiera que curase mi lesión en el muslo, que había ocurrido mientras estaba entrenando para correr una maratón. Le dije a Bobbie que las declaraciones de Olga eran demasiado difíciles de creer para mí. Así que Bobbie se acercó, le pidió a Olga que me ayudara y vino con ella. Me senté en una silla, Olga se sentó frente a mí y colocó sus manos sobre la zona lesionada. Sentía sus manos como si fueran hierros candentes que atravesaban mi peto. Puse las manos sobre mi pierna, pero no sentí ningún calor en absoluto. Cinco minutos más tarde, había terminado. Me puse de pie y me fui caminando, totalmente liberado de cualquier dolor o problema en mi pierna. He aprendido de este tipo de eventos a aceptar lo que experimento como válido y a no estar limitado por mis creencias, mi formación y por la necesidad de explicarlo todo.

Olga y yo nos hicimos grandes amigos después de aquello. Años antes, durante una meditación, había conocido a mi guía interior, George. Lo veía como una figura con barba, gorra y una túnica blanca. Parecía muy real, pero tuve problemas para creer que no era más que un elemento de mi poderosa imaginación. Pensé que debí de haber sacado su carácter de mi subconsciente.

Una vez, cuando hablé en un funeral al que Olga asistía, ella se acercó y me dijo que durante todo el tiempo que había estado hablando con los dolientes, un hombre estaba de pie cerca de mí. Describió al hombre y su modo de vestir, y parecía exactamente igual que el hombre de mi meditación, el hombre al que llamo George. Ella dijo que era un rabino, lo que explicaba su ropa y su gorra, y me hizo entender que él se encontraba allí para animarme, apoyarme y ayudarme a sanar en este plano físico.

En otra ocasión, mientras impartía una conferencia, me di cuenta de que las palabras que decía no eran mías. Otra persona estaba decidiendo lo que se decía y estaba usando mi voz para comunicarlo. Una mujer a la que no conocía se me acercó después y me dijo: «Un hombre estaba de pie frente a usted durante toda la conferencia, así que he hecho este dibujo para usted». Me entregó su dibujo y era George de nuevo. Esa misma noche otra persona me dijo: «Le he oído hablar anteriormente, pero hoy ha sido mejor de lo habitual». Hoy en día, lo dejo en manos de George.

LA VIDA SIGUE A LA VIDA

Cuando el cuerpo físico muere, el espíritu individual se reúne con la conciencia superior pero mantiene su propia identidad. Creo que esto explica lo que llamamos una experiencia de la vida pasada, un término que describe algo que me pasó a mí. Al describirla, pienso en una mujer embarazada que lleva un niño en su interior, un niño que tiene un alma diferente, pero que proviene de su ADN. Durante mi experiencia de la vida pasada, era como si me estuvieran impregnando con la conciencia de la vida de otra persona, una que había vivido antes que la mía.

También he tenido muchas experiencias en las que pacientes que habían muerto todavía eran capaces de comunicarse conmigo o con sus seres queridos. Por ejemplo, un colega médico llamado Frank, siempre había sido escéptico con respecto a todo lo que no estaba en el ámbito de la ciencia física y no creía que el espíritu viviera después de la muerte del cuerpo. Unos meses después de que Frank muriera, un paciente místico mío me dijo: «Tengo un mensaje para ti de alguien llamado Frank: "Si hubiera sabido que era así de fácil, habría comprado el paquete hace mucho tiempo y no habría resistido tanto"».

Más tarde llamé a la viuda de Frank y le di el mensaje que el paciente místico me había comunicado. «¡Oh, Dios mío, ése era Frank!», dijo riendo y llorando al mismo tiempo. «Cada vez que alguien en sus reuniones de grupo sacaba el tema de la vida después de la muerte, luego él siempre me decía: "No puedo comprar ese paquete". Ésas eran sus palabras».

Así que mantén tu mente abierta a la posibilidad de comunicarse a través de las especies, el tiempo y la distancia. Considera la posibilidad de añadir el trabajo de los profesionales de la energía a tu terapia o tratamiento tradicional. Los profesionales acreditados de tratamientos como el Reiki, el masaje y la acupuntura suelen aumentar el proceso de curación y afectar al cuerpo de una manera beneficiosa. Aprende cómo calmar la agitación mental y presta atención a la voz dentro de ti. Deja que el milagro del amor entre y sane tu vida. Cuando amamos nuestra vida, nuestro cuerpo suele captar el mensaje, decide vivir y se cura.

Capítulo 8

Ríe a carcajadas

> *«La felicidad»*
> *No voy a regalar mi poder,*
> *es mi felicidad, la mía.*
> *Yo la creo, no tú; yo decido ser, no tú.*
> *Puedes entrar en mi felicidad,*
> *pero no puedes crearla o destruirla,*
> *sólo puedes aumentarla.*
>
> BERNIE S. SIEGEL[1]

El amor y la risa son los elementos que necesitamos para construir y sostener nuestras vidas juntas. El amor forma los ladrillos con los que construimos nuestras vidas, pero ¿qué mantiene a esos ladrillos juntos? Para eso necesitamos mortero, y el mortero de la vida es el humor. Me refiero a un humor infantil que no es ofensivo y no hace daño a nadie. El efecto que el humor ha tenido sobre mi familia y mi matrimonio me ha demostrado que es una fuerza vital que nos permite crear relaciones saludables con los demás seres vivos.

Es posible que te estés preguntando: ¿qué tiene que ver la risa con el arte de la curación? La risa puede ser una de las artes curativas más puras. Me refiero a que la risa es una de las mejores actividades terapéuticas que nos brinda la madre naturaleza y no cuesta ni un céntimo. La risa verdadera es un arrebato o una expresión de la respiración que involucra a las cuerdas vocales y viene de lo más profundo del vientre. Es causada por un impulso irresistible de expresar sorpresa, regocijo, gozo y deleite. La risa estimula la liberación de endorfinas, un grupo de sustancias químicas del cerebro que he mencionado en un capítulo anterior. Estas sustancias químicas inundan el cuerpo con una sensación de bienestar que llega a cada célula, entregando un mensaje que dice: la vida vale la pena, así que haz todo lo posible para sobrevivir.

A diferencia de los días cuando me estaba preparando para ser médico, hoy tenemos estudios que documentan que los pacientes con cáncer que se reían o practicaban la risa inducida varias veces al día vivieron más que un grupo de control que no lo hizo. Aun así, en la facultad de medicina a los médicos todavía no se les enseña el valor de la risa como terapia. Desde luego, yo no estaba en la facultad de medicina; mis pacientes fueron mis maestros. Ellos, los nativos, me enseñaron a mí, el turista.

Recuerdo que un día entré en la habitación de una paciente, una mujer encantadora por la que me preocupaba y que sufría una enfermedad grave y varias complicaciones asociadas a ella. Me acerqué a su habitación pensando en cómo iba a ayudarla y preocupado por su tratamiento. Cuando entré en su habitación, ella me preguntó:

—¿Qué le pasa?

—¿Por qué me pregunta eso?» –le respondí.

—Está frunciendo el ceño.

—Estoy pensando en cómo ayudarle –le dije.

—Pues entonces piense en el pasillo –dijo ella–. Necesito que sonría cuando entre aquí.

Tenía razón. Yo necesitaba ajustar mi actitud para ser un médico mejor para ella y fue un cambio que hice con mucho gusto. Los mejores médicos aprenden de las críticas y del entrenamiento proporcionado por sus pacientes, enfermeras y familias. Aprendí de todas estas personas que, cuando me alegraba y alentaba tanto a los demás como a mí mismo a reír, todo el mundo se beneficiaba.

Un buen ejemplo de cómo la risa cambia una situación tensa es el de una mujer angustiada que tenía miedo de operarse. Había pasado casi una hora tratando de calmarla en el pasillo fuera de la sala de operaciones, hasta que finalmente me di cuenta de que nada de lo que decía le estaba ayudando. Así que la llevamos al quirófano y en su pánico espetó: «Gracias a Dios todas estas maravillosas personas van a estar cuidando de mí».

Sabía que estar de acuerdo con ella no le iba a ayudar. Así que le dije lo suficientemente alto para que todos me oyeran: «Yo conozco a estas personas. He trabajado con ellas durante años y no son personas maravillosas». Hubo dos segundos de miradas desconcertadas y entonces ella y todos los que estaban en la sala se echaron a reír; todos nos convertimos en una familia y ella lo hizo muy bien.

Otra experiencia que me convenció del valor del humor ocurrió cuando mi esposa y yo estábamos fuera dando conferencias. Bobbie solía hacer una representación cómica con frases ingeniosas como parte de la presentación. Era una especie de intermedio para dar a la gente un descanso durante la conferencia. En vez de escuchar más historias mías sobre el comportamiento de pacientes excepcionales, tenían la oportunidad de *experimentar* algunos métodos de nuestro grupo de terapia.

Cuando presentaba a Bobbie decía: «Aquí está mi esposa, Bobbie; es como una versión femenina de Henny Youngman y llevamos treinta y ocho maravillosos años de vida matrimonial». Todas las mujeres me sonreían hasta que concluía diciendo: «Treinta y ocho de cincuenta y seis no está tan mal». Entonces sus expresiones cambiaban e instantes después estallaban las primeras risas.

Generalmente, cuando Bobbie seguía su rutina, me sentaba entre el público y disfrutaba del espectáculo. Una vez, sin embargo, había un sitio para sentarme al fondo del escenario, así que tuve la oportunidad de observar al público. El cambio en su apariencia física después de reír durante quince o veinte minutos fue sorprendente y me hizo creer firmemente en los beneficios del humor. ¡Parecían mucho más saludables! Sus ojos brillaban y sus posturas eran abiertas y relajadas. Bobbie solía terminar su rutina con la afirmación: «El que ríe, perdura». Y su consejo final era: la risa es contagiosa, así que seamos portadores.

Después de presenciar el notable cambio en ese público, siempre lo utilizaba para hablar de los beneficios de la risa antes de que Bobbie hiciera su rutina, para que la gente se diera cuenta de la forma en que habían cambiado físicamente por la experiencia. ¿Y sabes qué? Al final de la tarde Bobbie siempre recibía más agradecimientos que yo.

Te recomiendo que uses la risa espontánea y que mantengas un sentido del humor infantil durante el día. Cuando hablo de humor infantil, me refiero a ver el mundo a través de los ojos de un niño. Por ejemplo, si ves un letrero en una puerta que dice «EMPUJAR», sigue adelante y hazlo. Si las instrucciones en una recepción dicen: «Firme en el registro al entrar», firma el registro utilizando esas palabras: *al entrar*. Esto puede llevarnos a una larga espera, pero es divertido. Si un formulario dice: «Imprima su nombre», imprime «Su nombre» en negrita. Si una señal dice «NADIE PUEDE PASAR», entra y, cuando te griten que salgas de allí, les dices: «Yo soy un don nadie. Puedo pasar». La mayoría de las veces los guardias te dejarán ir, pensando que si eres tan estúpido no eres peligroso. Una vez, cuando hice eso, un guardia se puso delante de mí y me dijo: «Yo te he convertido en alguien. Ahora tienes que irte». El niño interior del guardia había aparecido, así que le di un abrazo.

Cuando una locutora de radio me preguntó cómo me las arreglaba para ser feliz en estos tiempos difíciles y desafiantes, le dije: «He aprendido que siempre hay que terminar todo lo que uno comience. Así que antes de salir de casa por la mañana, lo primero que hago es terminar todo el vino tinto y el vino blanco, el licor de café, el Prozac y el Valium que hay en casa. En el momento en que salgo por la puerta, me siento muy feliz». Hubo una pausa antes de que ella comenzara a reír. Lo había entendido: una de las mejores maneras de ser feliz, sobre todo cuando todo se derrumba a tu alrededor, es sencillamente reírse.

En *Anatomía de una enfermedad o la voluntad de vivir*, Norman Cousins escribió un relato fascinante de su curación autoinducida mediante la risa de una enfermedad diagnosticada, la espondilitis anquilosante. Cuando su médico le dio una oportunidad entre quinientas de recuperarse, Cousins se registró en un hotel donde veía cintas de un programa de cámara oculta y se reía día tras día.[2] Optar por el uso del humor como medicina en lugar de reaccionar al miedo y no hacer nada, es el signo de un optimista, de un superviviente.

Lo contrario del optimismo (un signo de felicidad) es la negatividad (la falta de esperanza y el desconocimiento del potencial). La negatividad es una actitud que es producto del miedo: «¡Oh no, va a suceder esto; va a suceder!». ¿Cómo se puede ser feliz cuando se tiene miedo, cuando el primer pensamiento en tu mente es el peor de los casos?

El miedo está destinado a ayudarte a salvar tu vida. Si estás caminando en el bosque y ves una serpiente que podría ser venenosa, entonces el miedo es una reacción apropiada. Saltarás hacia atrás instintivamente. Eso me sucedió el otro día mientras montaba en bicicleta por el bosque. Creí haber visto algo que parecía un coyote o un lobo, y desvié el rumbo de la bicicleta sin ni siquiera pensarlo. Entonces me di cuenta de que era sólo una rama con una sombra, pero parecía un animal listo para atacar. Lo que me asombró fue que yo ya había cambiado la trayectoria de mi bicicleta antes de que mi cerebro hubiese tenido tiempo de decir: «Está bien, es sólo una sombra».

El miedo es apropiado cuando un perro que está gruñendo se abalanza sobre ti enseñando los dientes. Tu ritmo cardíaco aumenta y, con una descarga de adrenalina, encuentras la fuerza para subirte a un árbol al que antes no podías subir. Pero si vives constantemente en un estado de miedo, es como si fueras caminando por un bosque donde todo lo que te rodea son serpientes venenosas o perros rabiosos. Tu cuerpo está siendo constantemente bombeado con sustancias químicas del estrés que te desgastan. No puede repararse a sí mismo cuando está invirtiendo toda esa energía en la respuesta de lucha o huida, la reacción automática del instinto de supervivencia. Cuando vives con un miedo constante o crónico, tu sistema inmunológico se debilita a medida que los niveles de hormonas del estrés aumentan, causando una elevación de azúcar en la sangre y la inflamación del sistema circulatorio.

Los pacientes a veces revelan en sus dibujos temores ocultos sobre situaciones familiares, su enfermedad o su tratamiento. Estos temores no se expresarán verbalmente durante una visita al médico, por lo que éste no puede hacer nada para ayudar al paciente. Si consigues que el paciente hable de este miedo a través de su dibujo y le das la vuelta para que pueda ver el lado humorístico de su situación y reírse de ello, la risa afectará beneficiosamente a su tratamiento y al resultado de su recuperación. (*Véase* mi comentario en la figura 47 en el capítulo 6).

Si vives con pensamientos de amor y te comprometes a reír a diario, sucede lo contrario de lo que te preocupa. Es casi imposible vivir con miedo cuando te ríes, y cuando te ríes cada día tu perspectiva cambia. ¿Cómo puede ser? Te das cuenta de que *tú* controlas dos cosas: tus pensamientos y tus comportamientos. La felicidad no es un lugar al que se llega o un premio que se recibe; es algo que se practica y, durante la práctica, *te vuelves* feliz como consecuencia de tu actitud, tus pensamientos y tu comportamiento.

Piensa en ti mismo como si fueras un actor; ensaya hasta que estés satisfecho con tu interpretación. Incluso cuando actúa, la química del cuerpo de un actor se altera por las emociones relacionadas con el papel que está representando, tanto si es una comedia como una tragedia.

Ingrid Bergman contó una divertida historia sobre su trabajo con Alfred Hitchcock. Se suponía que debía representar una escena emotiva en la película y, cada vez que lo intentaba, no conseguía meterse en el papel. Al confesarle a Hitchcock que no creía que pudiera transmitir ese tipo de emoción, el serio director miró a la actriz y le dijo: «Ingrid, *fíngela*».[3]

Esto no significa que debas fingir que no estás triste si, por ejemplo, muere tu perro. Las emociones negativas como reacciones a los desafíos de la vida son normales, pero cuando las utilizas para darte permiso para aferrarte al miedo o revolcarte en tristes y oscuros pensamientos, se convierten en destructivas. Es normal lamentarse por el perro o llorar cuando te lastimas la rodilla después de derrapar con la bicicleta, pero una vez que el flujo de las lágrimas haya seguido su curso, busca algo gracioso en la situación y comienza a reír. Envuélvete en ella; ámala; deja que las lágrimas producidas por la risa arrastren las emociones negativas y que empiece el proceso de curación.

Los científicos han estudiado los efectos de la risa en el cuerpo y han identificado una serie de beneficios fisiológicos. La risa aumenta la actividad en el sistema inmunológico, dando a las células asesinas «buenas» un impulso, sobre todo en su capacidad de atacar a los virus, algunos tumores y células cancerosas. Las mediciones de los componentes del sistema inmunológico muestran un persistente efecto beneficioso de la risa que dura *hasta el día siguiente*. La risa parece luchar contra la infección y la abrasión o amenazas químicas en el tracto superior del sistema respiratorio. La risa es un relajante muscular natural y proporciona un buen entrenamiento cardíaco y del diafragma, mejorando la capacidad del cuerpo para utilizar el oxígeno. Esto hace que sea una actividad ideal para aquellos cuya capacidad para hacer ejercicio es limitada. La risa también mejora el estado de ánimo y disminuye la percepción o conciencia del dolor. Como en el caso del ejercicio físico adecuado, la risa no tiene efectos secundarios negativos.

Hace muchos años me caí de nuestro tejado cuando el último peldaño de la escalera por la que estaba subiendo se rompió. Cuando conté esta historia al público, les dije: «Debo tener un ángel, porque caí sobre mis pies. Teniendo en cuenta el ángulo de la escalera, caer sobre los pies parecía imposible». Al final de mi charla, un hombre se acercó a mí y me dijo:

—Usted tiene un ángel, y yo sé su nombre.
—¿Cómo lo sabe? –le pregunté.

—¿Qué dijo cuando la escalera se rompió? –me preguntó.
—Oh, mierda.
—Ése es el nombre de su ángel –dijo.

Me eché a reír, sin darme cuenta en ese momento del regalo que me había hecho. Ahora, cada vez que me meto en una situación difícil y grito: «¡Oh, mierda!», me pongo a reír porque sé que la ayuda está en camino. No dudes en utilizar mi ángel de la guarda cuando lo necesites. Ese hombre del público me ha ayudado a pasar por muchas cosas, incluso una vez en que golpeé una placa de hielo mientras iba en bicicleta y salté volando por el aire, sólo para gritar: «¡Oh, mierda!». Cuando acabé en el suelo riéndome estaba completamente relajado y, en consecuencia, no resulté herido.

El yoga de la risa es una forma de ejercicio que incorpora la respiración y la risa sin el uso de chistes o películas de comedia. Se basa en la premisa de que el cuerpo no reconoce la diferencia entre la risa espontánea y la risa forzada y que sus efectos beneficiosos son los mismos. Según los estudios, quince minutos de carcajadas es el tiempo mínimo necesario para obtener los mejores resultados fisiológicos. La risa natural normalmente tiene una duración de unos pocos segundos, pero los ejercicios del yoga de la risa la dejan fluir durante tanto tiempo como la persona desee.

El yoga de la risa es similar a la práctica del budismo zen de la risa forzada. Puede que algunos participantes lo encuentren incómodo al principio, pero la risa falsa pronto pasa a ser verdadera y la frase «Finge hasta que lo logres» podría aplicarse fácilmente al yoga de la risa. He hecho estos ejercicios y me costó mucho dejar de reír, incluso cuando no había ninguna razón para hacerlo.

LA RECETA DEL DOCTOR

Prueba esto delante del espejo o frente a un amigo: levanta las cejas, haz una respiración profunda y canta el sonido de meditación *Ohm* duran-

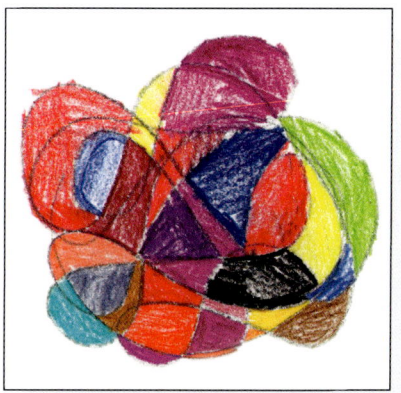

Figura 1 (véase página 88)

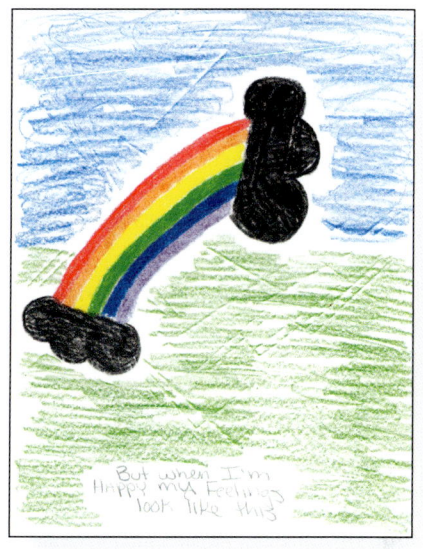

Figura 2 (véase página 88)

(Trad.: Pero cuando estoy contento mis sentimientos son así)

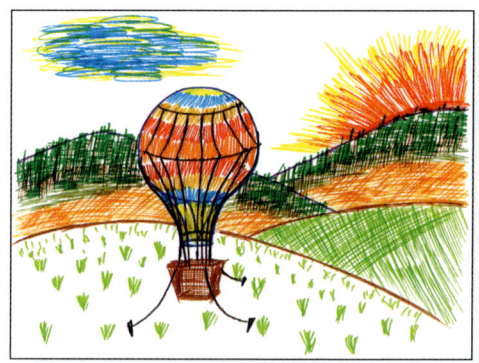

Figura 3 (véase página 88)

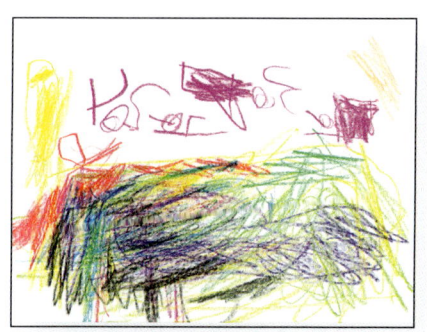

Figura 4 (véase página 89)

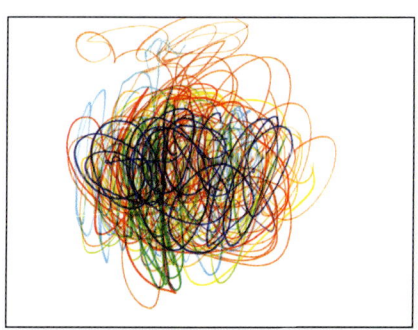

Figura 5 (véase página 89)

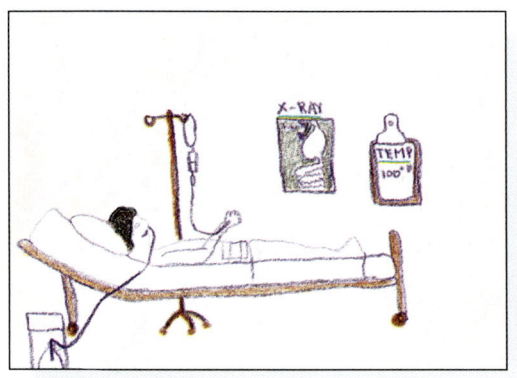

Figura 6 (véase página 90)

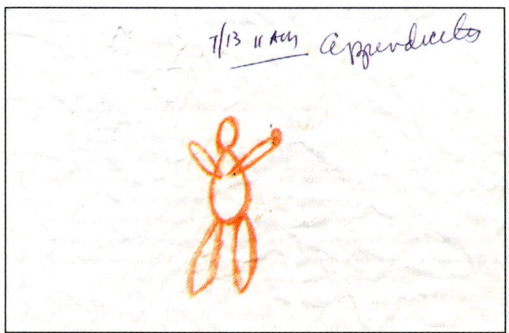

Figura 7 (véase página 91)

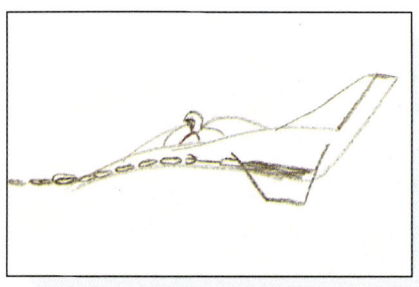

Figura 8 (véase página 91)

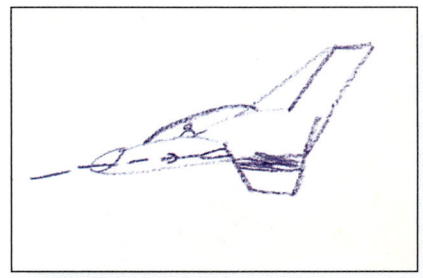

Figura 9 (véase página 91)

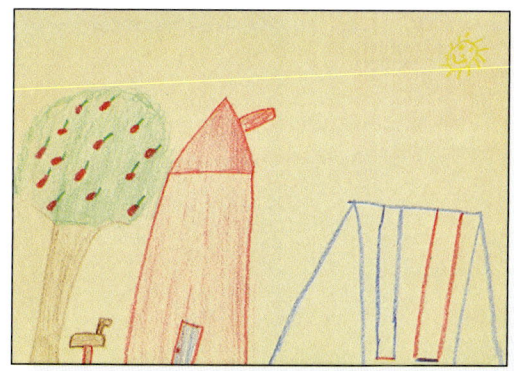

Figura 10 (véase página 92)

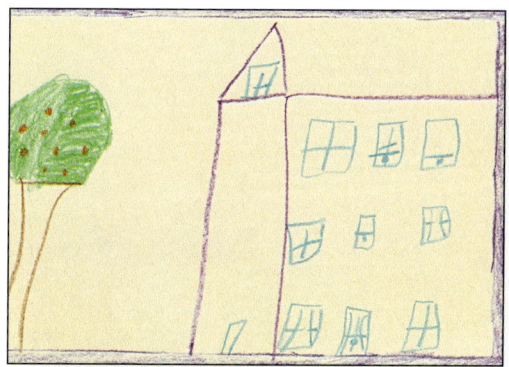

Figura 11 (véase página 92)

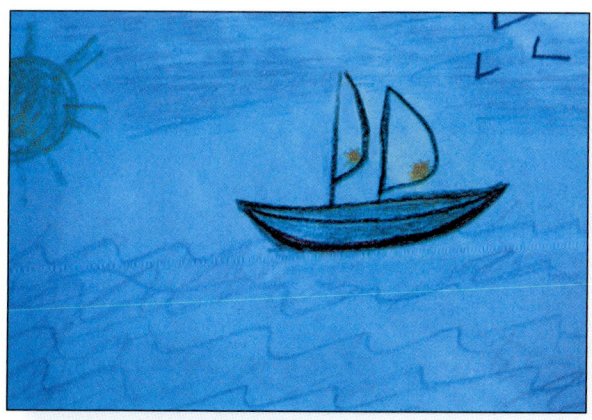

Figura 12 (véase página 92)

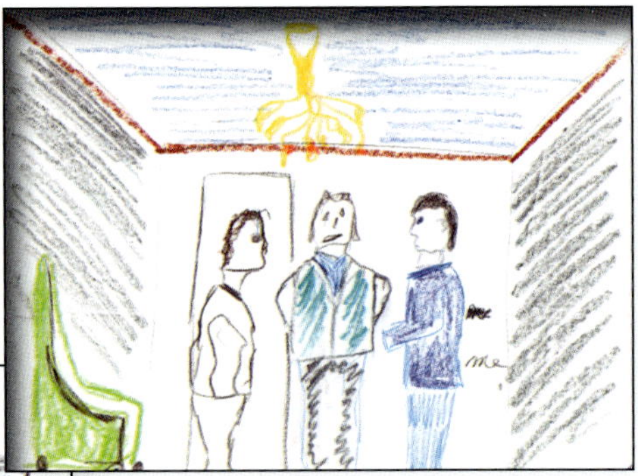

Figura 13 (véase página 93)

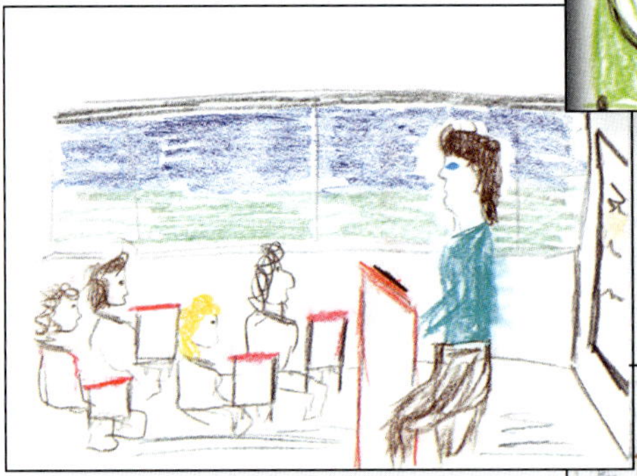

Figura 14 (véase página 93)

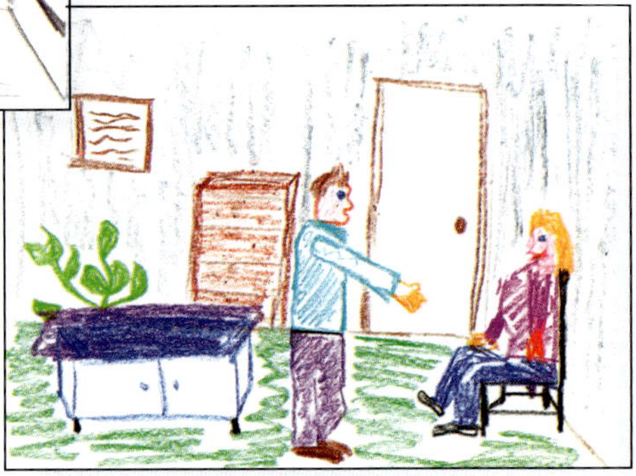

Figura 15 (véase página 93)

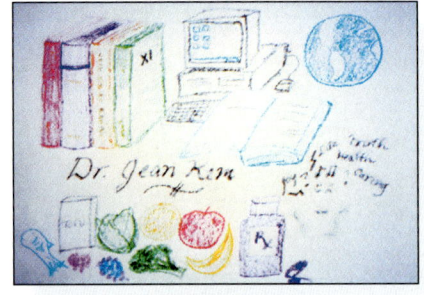

Figura 16 (véase página 93)

(Trad.: Dr. Jean Kem - Alegría - Amor - Verdad - Salud - Cuidado)

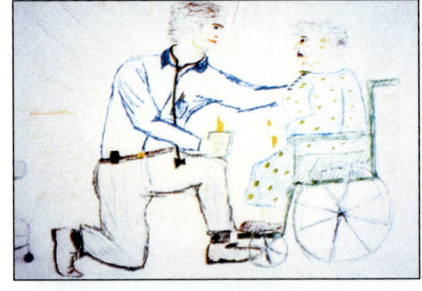

Figura 17 (véase página 93)

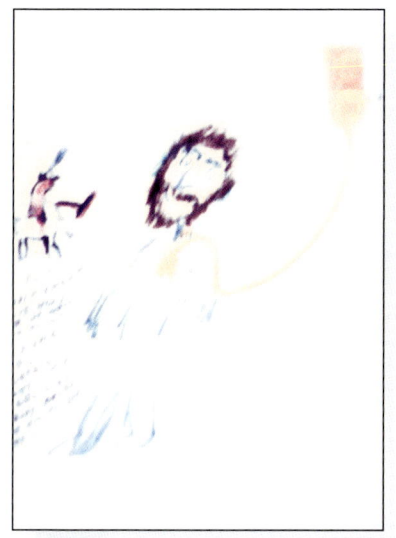

Figura 18 (véase página 94)

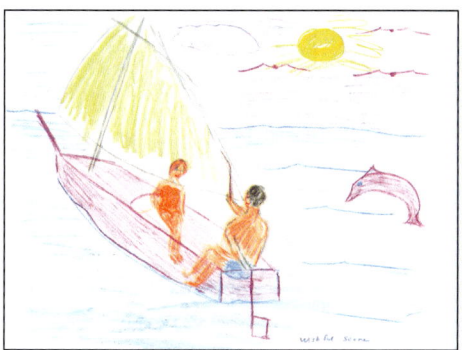

Figura 19 (véase página 95)
(Trad.: Escena deseada)

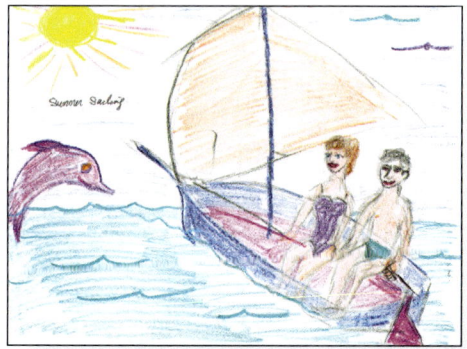

Figura 20 (véase página 95)
(Trad.: Verano navegando)

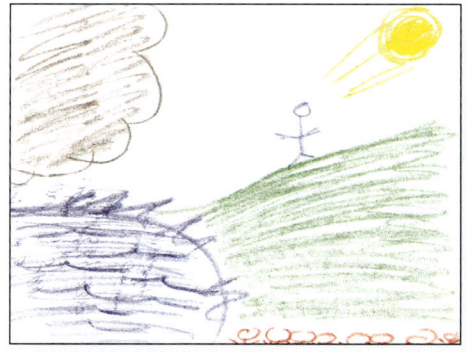

Figura 21 (véase página 96)

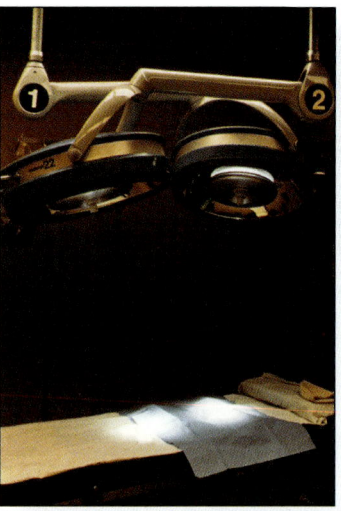

Figura 23 (véase página 96)

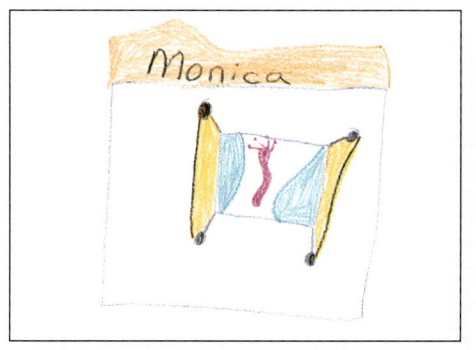

Figura 22 (véase página 96)

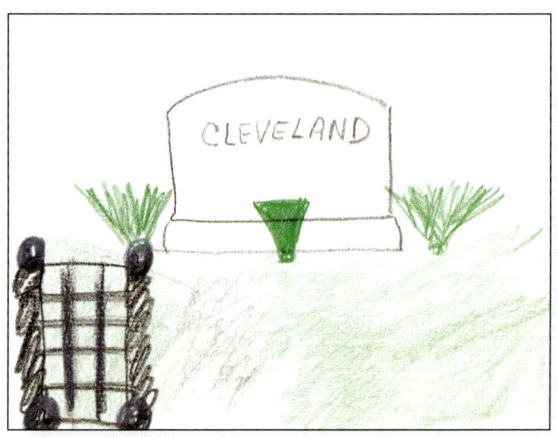

Figura 24 (véase página 97)

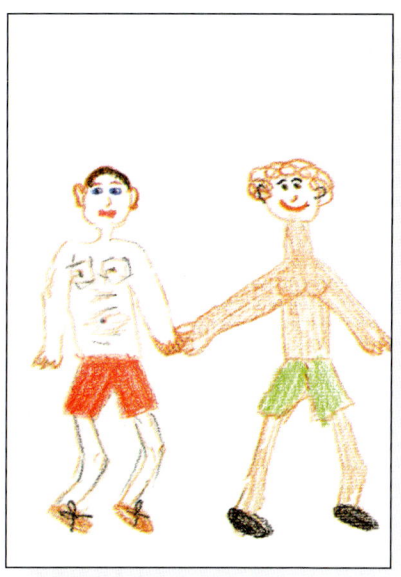 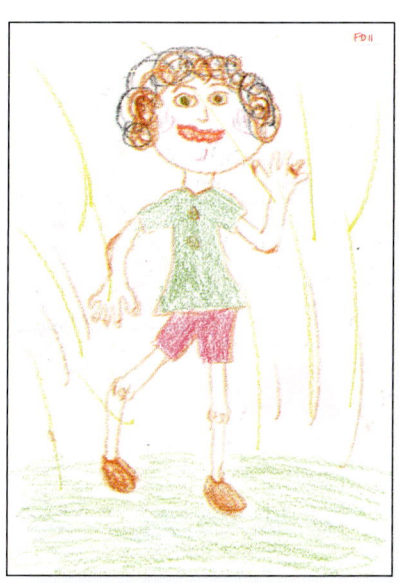

Figura 25 (véase página 97)   Figura 26 (véase página 97)

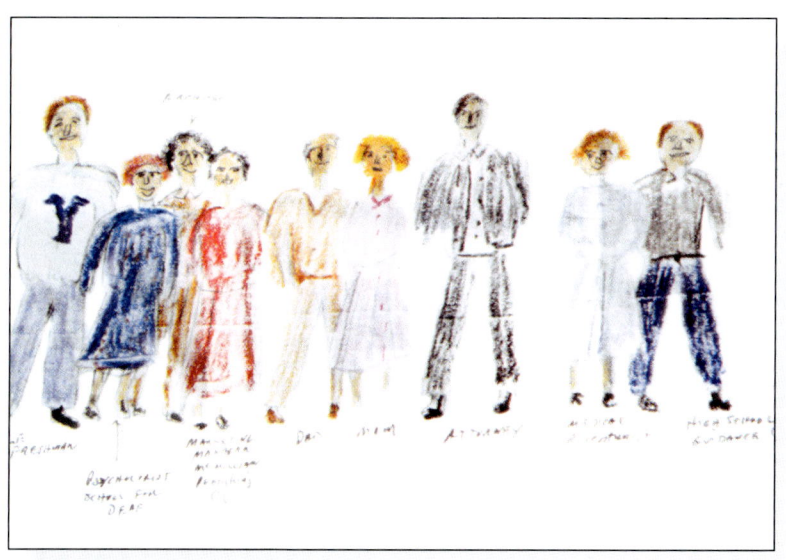

Figura 27 (véase página 98)

(Trad.: Preshman - Psiquiatra escuela para sordos - Arquitecto - Jefa de marketing Mc Millan Publishing - Papá - Mamá - Abogado - Recepcionista médica - Asesor de instituto).

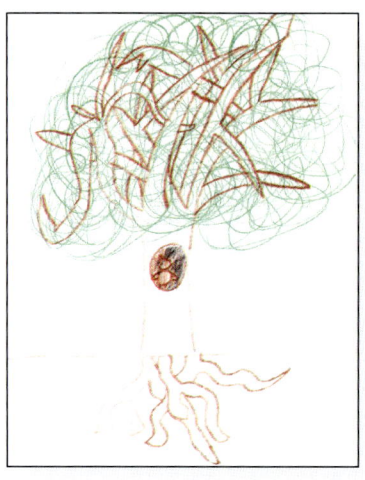

Figura 28 (véase página 99)

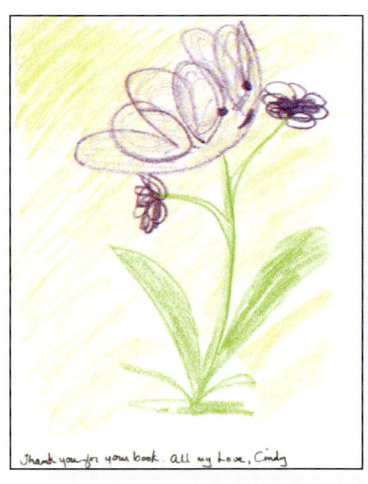

Figura 29 (véase página 99)
(Trad.: Gracias por tu libro.
Con todo mi cariño, Cindy).

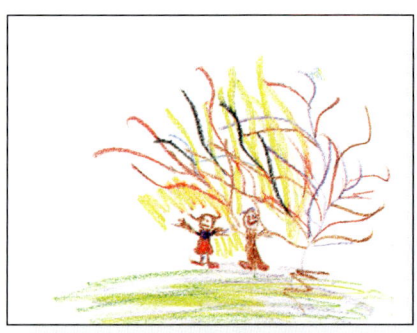

Figura 30 (véase página 100)

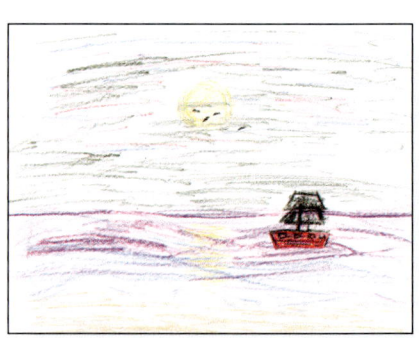

Figura 31 (véase página 100)

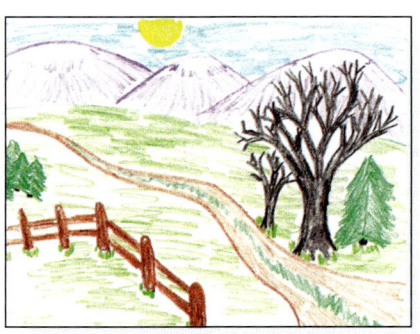

Figura 32 (véase página 101)

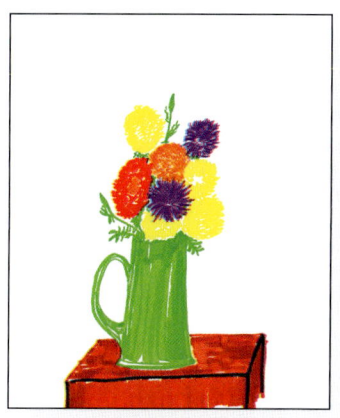

Figura 33 (véase página 101)

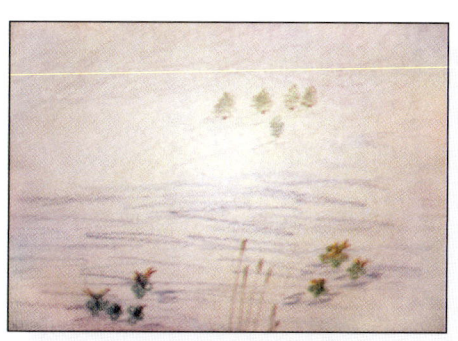

Figura 34 (véase página 102)

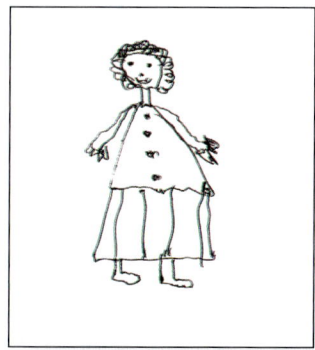

Figura 35 (véase página 103)

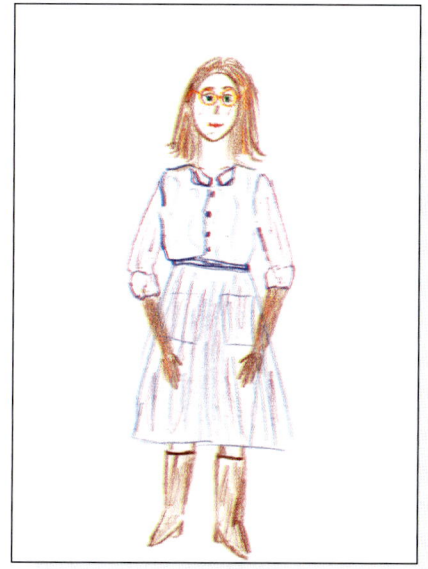

Figura 36 (véase página 103)

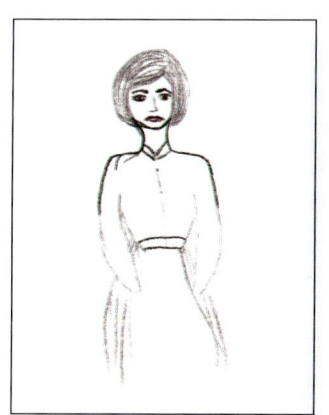

Figura 37 (véase página 104)

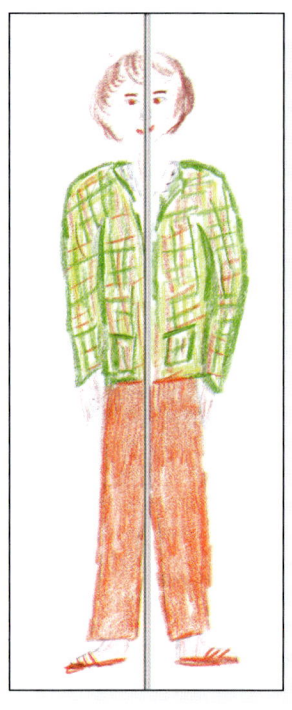

Figura 38 (véase página 104)

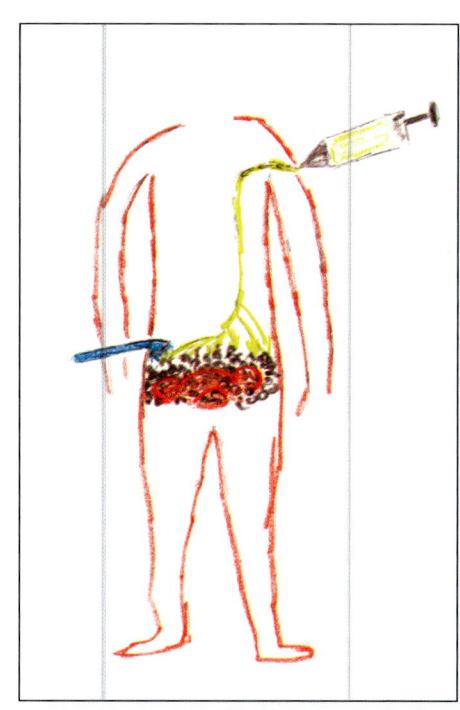

Figura 39 (véase página 104)

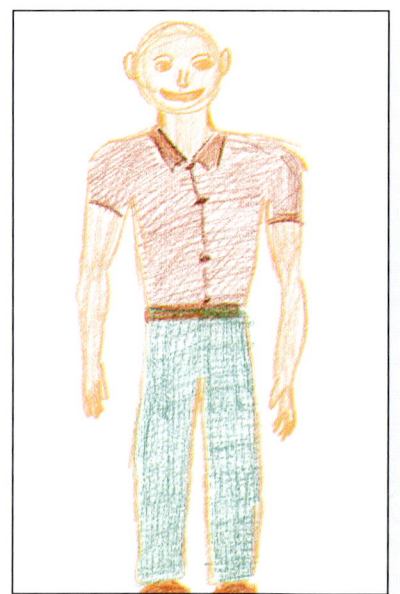

Figura 40 (véase página 106)

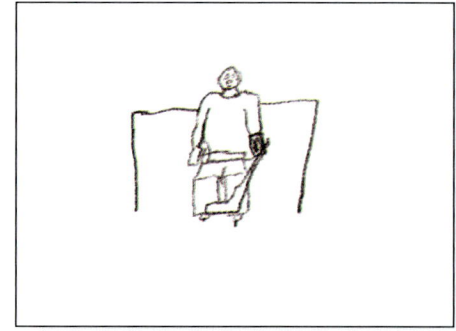

Figura 41 (véase página 106)

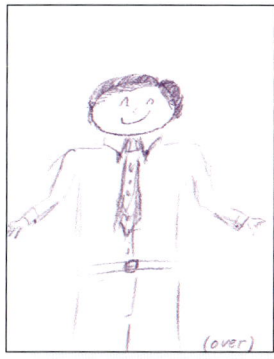 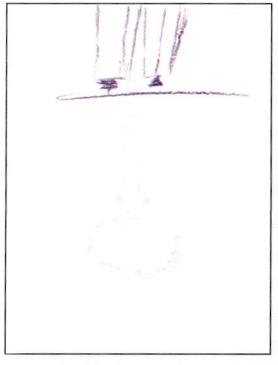 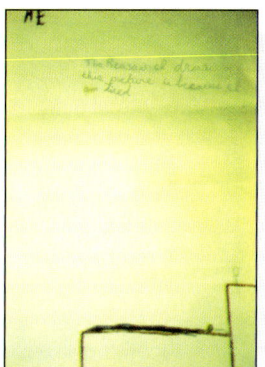

Figura 42 (véase página 106) (Trad.: Girar).

Figura 43 (véase página 106)

Figura 44 (véase página 107)
(Trad.: Yo - La razón por la que hago este dibujo es porque estoy cansado).

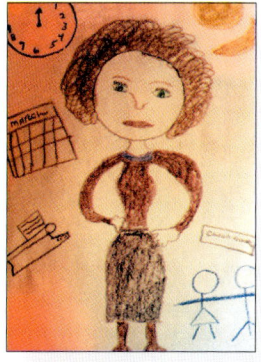

Figura 45 (véase página 108)

(Trad.: Tengo dificultades para dibujar mis visualizaciones porque se mueven demasiado mientras que mi capacidad artística es demasiado limitada.

Yo me imagino que mi cuerpo está protegido por lo que he llamado el «sistema Tres-D» que detecta, destruye y deshecha todas las células cuando no forman parte de mí, no tienen mi código genético. El sistema Tres-D funciona de forma continua en todas las partes del cuerpo, pero por conveniencia por lo general visualizo dos sondas (una derecha y una izquierda) que pueden gobernar todas las células del cuerpo, viajando a través de la sangre y los vasos linfáticos. Las sondas se pueden enfocar de manera que su poder se pueda concentrar en una sola célula o masas de células de diferentes tamaños. En general las sondas pueden escanear grandes secciones del cuerpo y localizar con precisión una sola célula o un grupo de células cancerosas y almacenar esta información en los bancos de memoria del cerebro. El cuerpo es entonces analizado de nuevo y las sondas se paran en cada ubicación identificada como cancerosa. La sonda se enfoca automáticamente según el tamaño y la profundidad del cáncer. Las células son atraídas a las sondas por un potente veneno adaptado para afectar solamente a las células cancerosas, que son más débiles que las células normales.

Una vez dentro de la sonda, las células cancerosas son destruidas por los glóbulos blancos de la sangre y se eliminan a través del sistema normal de eliminación del cuerpo, mediante los riñones y el hígado.

Además de su capacidad para detectar, destruir y desechar las células cancerosas, las sondas también pueden reacondicionar las células normales y los órganos del cuerpo de manera que puedan funcionar con normalidad. Las sondas llevan a cabo estas dos funciones simultáneamente a medida que viajan a través del cuerpo).

Figura 46 (véase página 108)

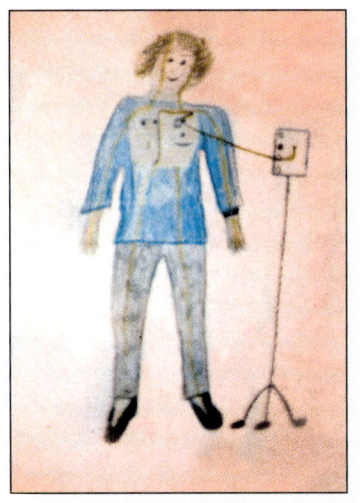

Figura 47 (véase página 109)

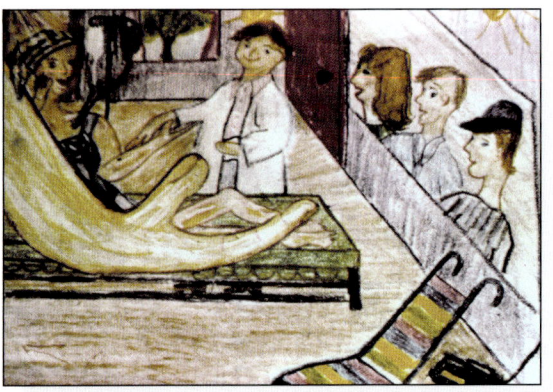

Figura 48 (véase página 110)

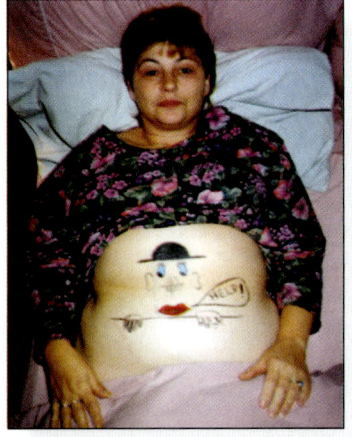

Figura 49 (véase página 111)

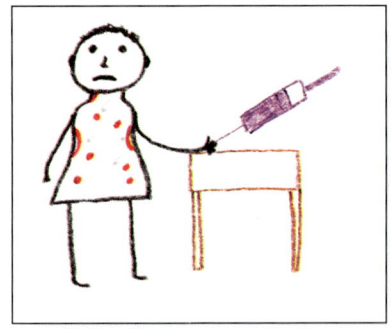

Figura 50 (véase página 111)
(Trad.: Ayuda)

Figura 51 (véase página 112)

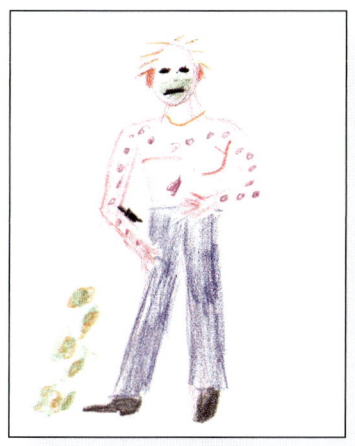

Figura 52 (véase página 112)

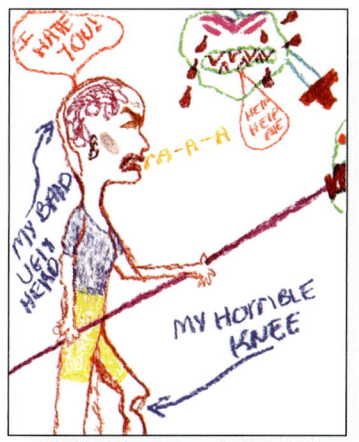

Figura 53 (véase página 113)
(Trad.: ¡Te odio! - Mi fea cabeza calva - Mi horrible rodilla - Ayúdame)

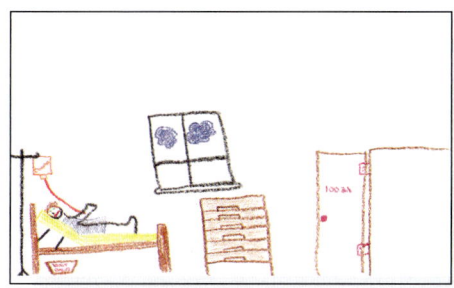

Figura 54 (véase página 114)

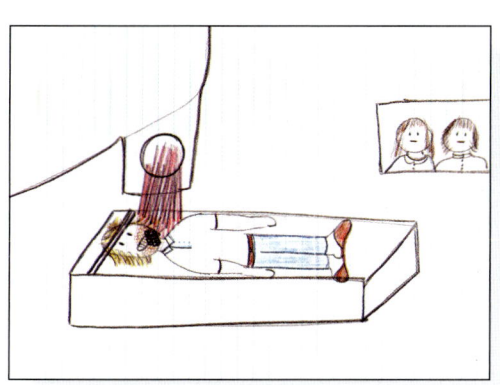

Figura 55 (véase página 115)

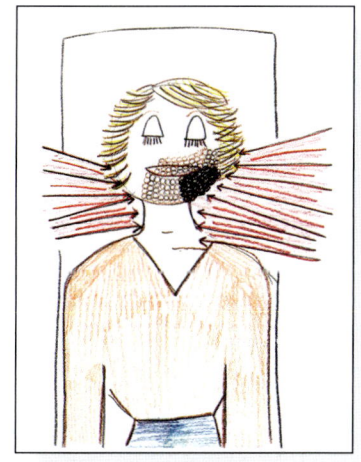

Figura 56 (véase página 115)

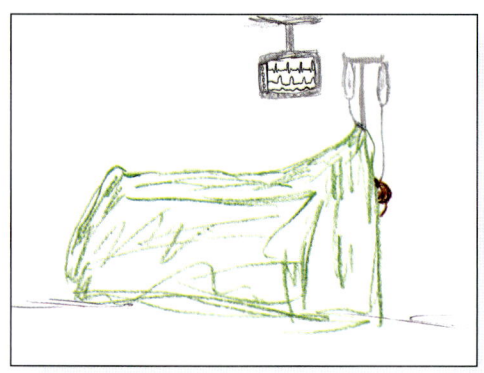

Figura 57 (véase página 116)

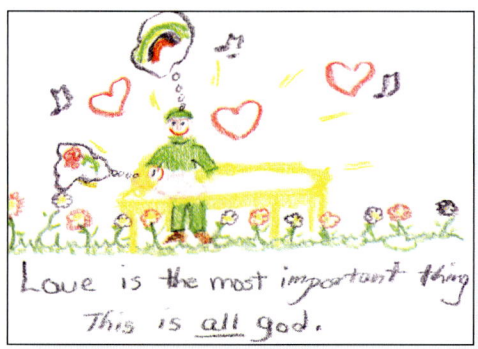

Figura 58 (véase página 116)
(Trad.: El amor es lo más importante - Todo esto es bueno)

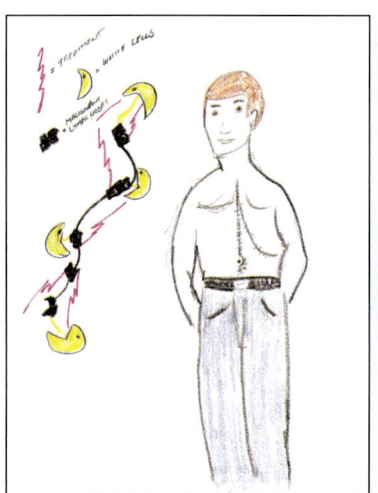

Figura 59 (véase página 117)
(Trad.: Tratamiento - Glóbulos blancos - Ganglios linfáticos malignos)

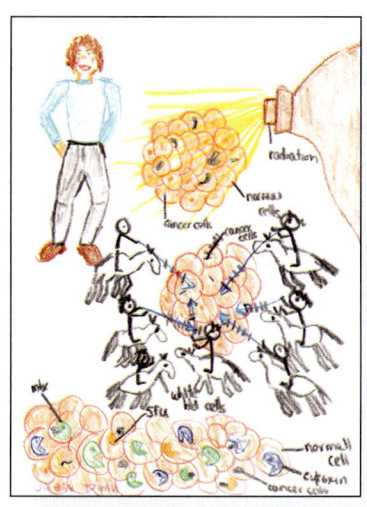

Figura 60 (véase página 118)
(Trad.: Radiación - Células normales - Células cancerosas - Células cancerosas - Glóbulos blancos - Mtx - Sfu - Célula normal - Citoxan - Células cancerosas)

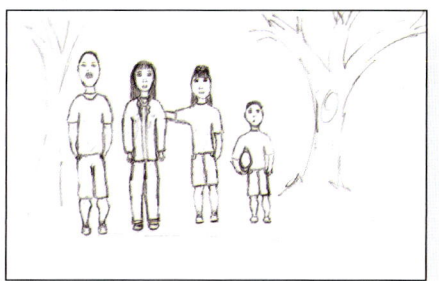

Figura 61 (véase página 118)

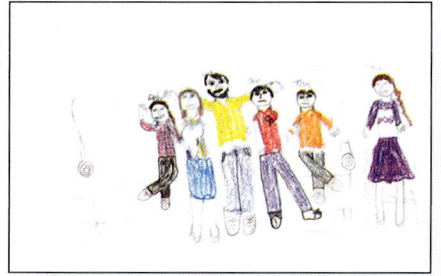

Figura 62 (véase página 118)
(Trad.: Deb - Mamá - Papá - Joe - Tom - Yo)

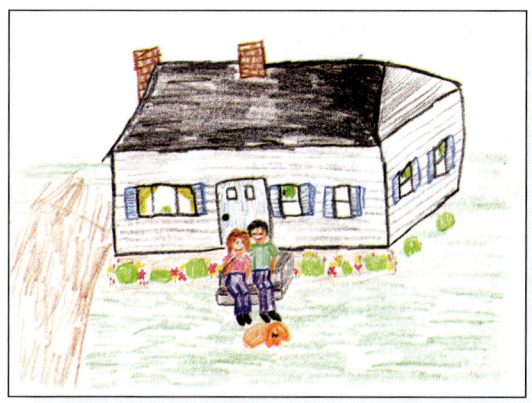

Figura 63 (véase página 119)

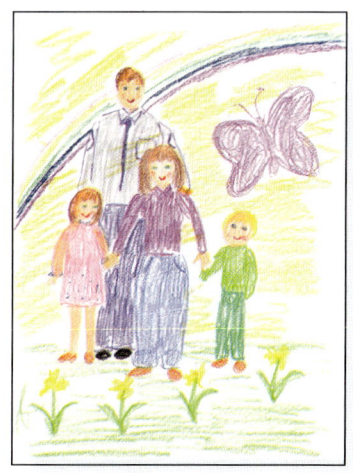

Figura 64 (véase página 119)

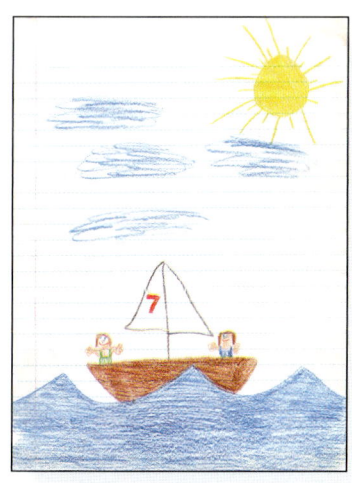

Figura 65 (véase página 120)

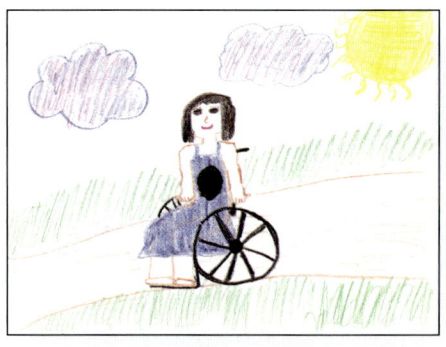

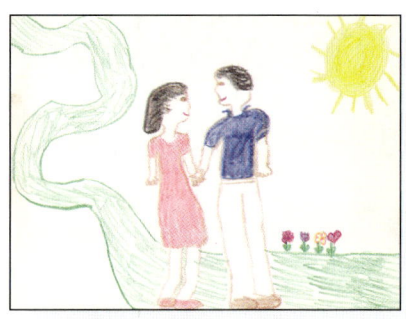

Figura 66 (véase página 120)

Figura 67 (véase página 120)

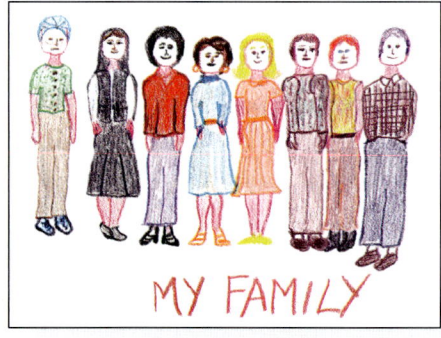

Figura 68 (véase página 121)
 (Trad.: Mi familia)

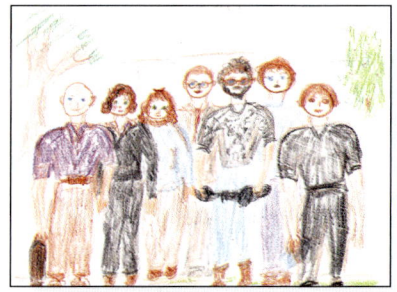

Figura 69 (véase página 122)

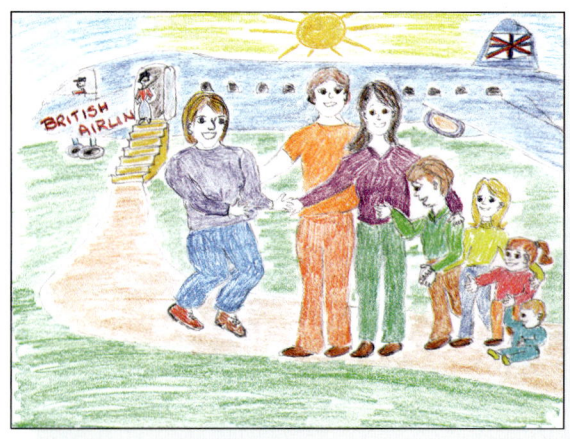

Figura 70 (véase página 123)

te tres segundos. Luego relaja las cejas, sonríe y haz tantos sonidos de risas como puedas hasta que hayas expulsado todo el aire. Mientras finjas la risa, asegúrate de mantener una gran sonrisa en tu cara, incluso aunque parezca una mueca. Haz otra respiración profunda, levanta las cejas y canta *Ohm* durante tres segundos. Luego relaja las cejas, sonríe y canta *¡Ja, ja, ja!* hasta que tu respiración se haya agotado.

Haz esto varias veces, cambiando los sonidos y permitiendo que cualquier risa natural que brote tome el control y sustituya a la risa falsa. Incluso si la risa natural no ocurre, realiza el ejercicio durante quince minutos. Observa cómo te sientes cuando hayas acabado.

Los centros para personas mayores y residencias de ancianos que facilitan risoterapia han informado que los residentes disfrutan de las sesiones y piden más. Ellos olvidan sus dolores y molestias y muestran una mejora del estado de ánimo general durante y después de las sesiones y hasta veinticuatro horas después.

LA ÚLTIMA RISA

Sugiero que cuando estés preparado para morir, hagas que tu familia cuente historias acerca de tu vida mientras están sentados contigo. Mi padre murió literalmente de risa mientras mi madre contaba historias maravillosas sobre el principio de su relación. Papá estaba cansado de su cuerpo y le había dicho a mamá: «Tengo que salir de aquí». Ella fue capaz de dejarle ir y sabía que iba a morir ese día. Nos llamó para que fuéramos. Antes de irnos, salí a hacer ejercicio y oí una voz que me preguntó: «¿Cómo se conocieron tus padres?». Yo le respondí que no lo sabía, y la voz dijo: «Entonces pregúntaselo a tu madre cuando llegues al hospital».

Varias horas más tarde, cuando entramos en la habitación de papá, la voz interior me recordó que hiciera la pregunta, así que dije: «¿Cómo os conocisteis?».

Mamá explicó que estaba de vacaciones y estaba sentada en la playa con unas chicas que no conocía y que, como supo más tarde, tenían muy mala reputación. Unos chicos llegaron caminando por la playa y lanzaron una moneda para ver con qué chica se quedaba cada uno. Entonces ella nos dijo: «Vuestro padre perdió y se quedó conmigo».

En su segunda cita la llevó a pasear en barca y, mientras la ayudaba a subirse, el dueño de la barca gritó: «¡Eh, tienen que pagar antes de subirse!».

«Tu padre me soltó», dijo mamá, «y me caí al agua. Las cosas se pusieron aún peor después de eso...», y todo el mundo en la habitación se estaba riendo. Papá ya estaba en coma entonces, pero yo sabía que todavía podía oírnos y que en algún nivel se estaba riendo con nosotros. Tenía tan buen aspecto que pensé que iba a posponer su muerte, pero tan pronto como el último nieto llegó abandonó su cuerpo, dejándonos a todos con una sensación de plenitud y sin miedo a la muerte.

Pido a las personas mayores que me digan cómo se puede morir de risa. Sus respuestas están relacionadas con dos logros. Uno de ellos es haber completado lo que todos hemos venido a hacer aquí, que es servir al mundo de nuestra manera única en lugar de una manera determinada por los demás. Cuando la gente pasa su vida haciendo lo que les gusta, la risa aparece con mucha más facilidad al final. El segundo logro es su recopilación de historias sobre momentos de su vida que pueden haber sido difíciles, exasperantes o embarazosos cuando sucedieron, pero que ahora provocan carcajadas. A veces, estas historias aparecen cuando sus hijos adultos dicen: «Papá, me sentí muy avergonzado cuando hiciste eso; trataba de fingir que eras el padre de otro chico», y consiguen disfrutar una vez más de un momento familiar divertidísimo.

Así que recuerda, no tengas miedo de avergonzar a tu familia y dales materiales para que los utilicen cuando estés preparado para morir, y muérete de risa con sus historias. Como una vez en que no encontrábamos a una de nuestras mascotas exóticas que habíamos rescatado. Decidí llamar a la policía por si alguien la había visto. Imagínate llamar a la policía para decir que no encuentras a tu kinkajú: «¿Su qué?». «Sí, mi kinkajú. Ha desaparecido». Cuando los niños me oyeron llamar a la policía la primera vez, pensaron que ya era lo suficientemente vergonzoso, pero cuando volví a llamar me oyeron decir que había encontrado a mi kinkajú en las vigas de la casa paseándome con un plátano hasta que asomó la cabeza.

Llama a tu perro Sexo y a tus gatos Esperanza y Milagros, como hice yo. Observa lo que sucede cuando corres por el jardín persiguiendo a Sexo y le gritas a tu esposa que no tienes a Milagros y no pillas a Sexo, pero al menos tienes a Esperanza. Vas a avergonzar a tus hijos con tu humor infantil, pero te lo agradecerán en el futuro.

Nuestros hijos llegan a casa y dicen: «Gracias, papá». Cuando les pregunto por qué, dicen que hicieron algo loco en el trabajo o en la escuela y la gente que les rodeaba, en lugar de quejarse o criticar, se dijeron unos a otros: «Bueno, ya sabes quién es su padre».

Colecciona eventos divertidos que hayan sucedido y conviértelos en recuerdos inolvidables compartiéndolos y poniéndolos por escrito. A menudo pido comida china cuando voy a recoger mi pedido para llevar a la Pizzería Ernie. Pat, el propietario, me conoce y le encanta que esté loco, pero las camareras nuevas no saben qué hacer conmigo mientras tratan de explicarme que estoy en el restaurante equivocado. Una noche entré y pregunté por mi comida china. La camarera puso tres recipientes de comida china y todo el restaurante se echó a reír. Mi comportamiento también impedía que saliéramos a comer fuera con nuestros cinco niños y me ahorré un montón de dinero.

Terry Bruce me escribió diciendo que compartir historias divertidas acerca de sus hijos le ayudó a sanar una relación difícil con su madre.

> A veces mamá me vuelve loca y tengo tendencia a molestarme con ella, cosa que siempre me hace sentir peor porque sólo nos visitamos cada dos años. Un día ya estaba cansada cuando me llamó y sabía que podía ser un mal día para hablar. Pero mamá comenzó a recordar cosas divertidas que

mis hijos habían hecho la última vez que vino, así que me senté y la escuché.

Me recordó el día que todos habíamos ido a recoger moras. Cuando regresamos a casa eché todas las bayas en un tazón. Mi hija de tres años había cogido dos moras del cuenco y se las puso en la boca. «Izzy, no comas más», dije, «o no habrá suficientes para el postre». Con una mirada de inocencia pura en su cara, Izzy respondió: «No me las estaba comiendo, mamá. Las estaba enjuagando». Entonces se sacó las moras de la boca y las colocó de nuevo en el bol.

Mamá y yo reímos, y esa historia me recordó cosas que mis otros hijos, Farley, Raffy y Jesse, habían hecho. Muchos eran preciosos momentos que mamá se había perdido, pero ahora que los compartía con detalles gráficos nos reíamos de nuevo. Cuando colgamos, me sentí muy cerca de ella, como si hubiera estado aquí. Y en lugar de volvernos locas una a la otra, disfrutamos de nuestra llamada. Esa poderosa sensación de familia y de pertenencia me dio impulso para el resto del día. Todas las cosas que me habían estado estresando antes parecían repentinamente insignificantes.

El mundo está lleno de dolor. El mundo es también una comedia humana si optamos por verlo de esa manera. Sí, a veces es una comedia trágica, pero aun así puedes ser un sanador y difundir alegría a través del humor y la risa. ¿Por qué crees que las comedias de Shakespeare son todavía tan atractivas más de cuatrocientos años después de que las escribiera? Es porque a la gente le encanta reír. Algo en lo más profundo de nuestro interior sabe que es bueno para nosotros. Después de un funeral, ve al velatorio y observa lo rápido que la gente empieza a compartir historias divertidas. Algo dentro de ellos les está diciendo que es hora de sanar un poco. Por lo tanto, ríe; sana las heridas de la pena y no apagues la vela celestial de tus seres queridos con tus lágrimas.

Mi amiga Diane estaba en una reunión familiar con su hermana y sus dos hermanos y tuvieron un ataque de risa con las historias de la frugalidad de su madrastra. «No me lo podía creer aquella vez que fui a visitar a mamá y a papá», Diane compartió con sus hermanos, «y cuando me levanté para ir al baño, mamá dijo: "No utilices el papel higiénico bueno, querida. Lo reservo para los invitados"».

Su hermano Bruce añadió: «Sí, y tras la muerte de papá anunció que tenía que darnos algo. Tenía la esperanza de que pudiera ser un sobre con un cheque dentro o tal vez algo que había pertenecido a papá, como sus medallas de guerra. Casi me desmayo cuando metió la mano en su bolso y sacó cuatro bolsas de congelación con cierre hermético llenas de cenizas. "Aquí está vuestro padre", dijo y nos lo devolvió».

«¿Te acuerdas de lo que hiciste?», preguntó Diane. «Cogiste tu bolsa y le preguntaste a mamá: "¿Qué parte de papá me ha tocado?"».

Las risas subsiguientes renovaron los lazos familiares y la ayudó a sanar viejos resentimientos. Es difícil guardar rencor cuando la raíz del resentimiento produce historias tan coloridas que inspiran divertidos ataques de risa.

SÉ CONTAGIOSO

Hace varios años, mi esposa llegó a casa de hacer la compra y entró en el cuarto de baño. Fui al coche, metí en casa todas las compras y guardé la comida. Cuando regresó a la cocina, yo esperaba un gran agradecimiento y muchos elogios por lo que había hecho. En lugar de eso, dijo: «No pongas los tomates en la nevera». Eso hirió mis sentimientos. Ningún agradecimiento, sólo una crítica. Así que escribí un poema titulado «Divorcio».

Los tomates no van en la nevera,
lo he vuelto a hacer.

> Puede que mi esposa nunca me perdone.
> Nuestro matrimonio está en peligro.
> Yo ronco, meto los tomates en la nevera,
> camino y como demasiado rápido.
> El abogado que tramita nuestro divorcio no sabe
> cómo ayudarnos para llegar a un acuerdo válido
> por mi crueldad.
> Él sugiere que tratemos de resolverlo
> para dar una oportunidad al amor
> y no meter los tomates en la nevera.
> Leí su acuerdo a mi esposa.
> Ella se ríe.
> La amo cuando se ríe
> y olvido los tiempos difíciles.
> ¿Despedimos al abogado
> y metemos los tomates en la nevera?[4]

Cuando leí esto a Bobbie, ella se rio y, como dice el poema, la amo cuando se ríe. También voy a compartir algunas cosas que Bobbie advierte a las personas que tengan en cuenta. Ella las llama «señales de advertencia de Bobbie»:

- Llamas a tu esposa para decirle que te gustaría cenar fuera y ella te deja un sándwich en el porche.
- Te pones el sujetador del revés y se ajusta mejor.
- Llamas a prevención de suicidios y te ponen en espera.
- Llamas a la oficina de personas desaparecidas y te dicen que te pierdas.
- El adivino te ofrece un reembolso.
- Llegas a casa del salón de belleza y tu perro gruñe y no te deja entrar.
- Abres una galleta de la suerte y te encuentras una citación judicial.
- El pájaro que está sentado en tu ventana es un buitre.

Y éstos son algunos sabios consejos de mi esposa para el matrimonio:

- Nunca te vayas a la cama enojado. Quédate despierto y discute.
- Nunca discutas con una mujer cuando esté cansada o descansada.
- La próxima vez que tu marido se enfade, dile: «Te pones muy guapo cuando te enfadas».

¿Que si la amo? ¡Por supuesto que la amo!

Para algunas personas, la risa surge con facilidad; para otras, es cuestión de práctica, a menudo debido a experiencias de la infancia en las que no se les alentaba a reír. Los artistas deben practicar sus habilidades con el fin de explorar, aprender y crecer en el dominio de su oficio, ya sea la pintura, la escritura o cualquier otra forma de expresión creativa. La palabra clave aquí es «expresión». Así que te recomiendo que practiques la expresión de la risa y las carcajadas; conviértete en artista y llena tu paleta de risas. Recuerda que ser serio y normal no es saludable. Tratar de ser normal es sólo para aquellos que se sienten ineptos. Así que sé un portador contagioso. Difunde alegría y curación, y mantén vivo al artista que llevas dentro.

Capítulo 9

Finge hasta lograrlo

Mantén tu cara frente a la luz del sol, y no podrás ver la sombra.

Helen Keller[1]

Cuando tenemos en cuenta la relación entre la crianza de los hijos y la salud, a menudo lo hacemos sólo dentro del contexto de la salud de los niños y nos olvidamos de la importancia de la salud de los padres. Pero la salud y el amor de los padres, para uno mismo y para los hijos, son los factores de salud pública más significativos del planeta.

Como padre de cinco hijos, incluso de gemelos, todos ellos nacidos dentro de un período de siete años, sé el papel que jugó el agotamiento en mi salud y en la de mi mujer. Cuando los niños eran pequeños dormíamos sólo unas horas cada noche ya que cuidábamos a los niños, preparábamos biberones, cambiábamos pañales, jugábamos con ellos y los vigilábamos. Estábamos actuando con amor pero la fatiga tuvo su efecto sobre nuestro sistema inmunológico y los niveles de hormonas del estrés. El resultado fue que terminé en el hospital con una infección estafilocócica grave y mi esposa desarrolló esclerosis múltiple.

Una de las cosas que todos los padres deberían hacer es tomarse un tiempo para escapar y restituirse. No hay que sentirse culpable por dejar de vez en cuando a tus hijos y cuidar de ti mismo, dándote la oportunidad de vivir una vida auténtica en lugar de adoptar un rol. Una vez que aprendimos la lección de cuidarnos mejor, a principios de cada año Bobbie cogía el calendario y determinaba cuántos días podríamos ser unos padres cuidadosos antes de que nuestra salud se viera afectada. Entonces reservaba unos días cada pocos meses para que pudiéramos irnos juntos a algún lugar mientras que los amigos o la familia ocupaban nuestro lugar y compartían su tiempo y afecto con nuestros hijos.

Todo el mundo se benefició de la separación. A través de nuestros vecinos, amigos y mis pacientes, nuestros niños encontraron un nuevo conjunto de padres y abuelos con experiencia que estaban dispuestos y preparados para escuchar sus problemas y amarles, y mi esposa y yo tuvimos la oportunidad de restituirnos y hacer cosas que no tenían nada que ver con pañales, horarios y comidas. También dio a nuestros niños la oportunidad de jugar con adultos que no conocían sus técnicas tortuosas para burlarse de los padres.

He tenido muchos pacientes que desarrollaron una dependencia por la comida, las drogas, el alcohol u otras conductas adictivas, y lo que aprendí de ellos fue que ésa era su respuesta a una infancia en la que sufrieron indiferencia, rechazo o abusos (lo contrario al amor) de sus padres. Buscaban un modo de recompensarse con el fin de sentirse mejor, pero estas opciones eran autodestructivas, ya que eran sólo arreglos temporales. Las personas que eligen un camino de autodestrucción no viven de esa manera debido a la falta de información. Lo que les falta es inspiración y una sensación de autoestima.

Un estudio que siguió a un grupo de estudiantes de Harvard reveló que casi el 100 por 100 de los estudiantes que sentían que sus padres no los amaban habían sufrido una enfermedad grave hacia la mitad de su vida. En comparación, entre los que se sentían amados, sólo el 25 por 100 desarrollaron una enfermedad importante en el mismo período.

A medida que los niños se van desarrollando requieren, en ocasiones muy concretas, cierto tipo de mensajes de uno o ambos progenitores que les harán sentirse queridos y seguros. La mayoría de personas probablemente no se dan cuenta de que hasta que un niño alcanza la edad de seis años, su patrón de ondas cerebrales es similar al de un individuo hipnotizado. Cuando los niños son capaces de evaluar las palabras de sus padres, se ven envueltos en una auténtica lucha para liberarse de los mensajes negativos que transmiten la mayoría de los padres. Cuando esos mensajes son destructivos, es muy difícil ir más allá de ellos.

Citando a uno de mis pacientes: «Las palabras de mi madre me corroían y tal vez incluso me provocaron cáncer». La madre de esta mujer había menospreciado constantemente sus logros y sólo la vestía con colores oscuros para que pasara desapercibida ante los demás. Tuvo que desarrollar una enfermedad que amenazaba su vida antes de poder salir a comprarse un vestido rojo, comenzar una nueva vida y ser ella misma.

Cuando los padres imponen patrones de comportamiento, opciones de carrera y demás, a menudo lo que están haciendo es literalmente quitarle la vida a su hijo. La dulce hermana gemela que agrada a mamá, a papá y a la familia pero que interioriza la rabia, es mucho más propensa a desarrollar cáncer de mama durante su vida que el diablillo de su hermana que siempre hace lo que le da la gana.

Los problemas durante la crianza se pueden revelar en los dibujos realizados por los niños. Por ejemplo, una niña puede hacer un dibujo de la familia y darle a su madre una expresión facial que la haga parecer que está enfadada y usando la agresión verbal, y dibujar a su padre con las manos en los bolsillos y de espaldas a la madre, mostrando su retirada emocional. Podría dibujar su propia expresión facial con cara de tristeza o asustada. Cuando se les pide a los padres que presten atención a este dibujo, se motivan para obtener ayuda con más facilidad. En lugar de escuchar la interpretación del terapeuta, cosa que les hace sentir que son malos padres, ven lo que su hija dice con dibujos, por lo que ella está pasando; esto les dice lo que tienen que escuchar.

El asesoramiento familiar, las clases sobre la crianza de los hijos y el control de la ira y los talleres sobre aptitudes de comunicación son a menudo la clave para ayudar a que la familia funcione como una unidad. Esto no sólo aliviará la angustia psicológica de la niña, sino que también jugará un papel importante en la curación de su enfermedad física y creará para ella una mente y un cuerpo sanos por el resto de su vida.

Tenemos que reconocer la importancia de escucharnos unos a otros y verbalizar nuestro amor. Asegúrate de dar amor a tus hijos, incluso cuando no te guste lo que están haciendo. No les ataques con palabras como: «A ti te pasa algo». En su lugar utiliza palabras que digan: «Yo te quiero, pero lo que estás haciendo es peligroso y poco saludable, así que por favor deja de hacerlo». Hazles saber que no te gusta su comportamiento, mientras que, al mismo tiempo, les tranquilizas diciendo que los amas. Los años de la adolescencia pueden ser los más difíciles para los niños, sobre todo cuando sus padres no han desarrollado un canal abierto de comunicación afectuosa. Cuando los niños necesitan orientación y apoyo, no sienten que puedan acudir a los padres con sus problemas o pedirles ayuda. En una investigación, el 70 por 100 de los estudiantes de secundaria dijeron haber considerado el suicidio. Estos niños no tienen ni idea de cómo eliminar lo que les está matando, así que consideran la posibilidad de matarse a sí mismos.

Recuerda que lo contrario del amor no es el odio sino la indiferencia, el rechazo o el abuso. ¿Por qué creo que los niños se convierten en acosadores? Cuando reciben lemas para morir de las figuras de autoridad en sus vidas y son testigo de otras conductas negativas en un entorno carente de amor, actuarán de un modo destructivo para sí mismos y para los demás, utilizando tácticas de intimidación, agresión y violencia. Estos niños no interpretan la agresión de la misma manera que nosotros, porque los niños que se desarrollan en un ambiente violento y sin afecto tienen un sistema nervioso mucho menos sensible a la agresión física, al ruido y a otros estímulos sensoriales. Hay regiones de su cerebro que se cierran literalmente. Los estudios han demostrado que la negligencia, los traumas y los abusos durante la infancia tienen un impacto físico en el sistema nervioso central, el cerebro, la médula espinal y los nervios, dejando algunas estructuras y vías poco desarrolladas y otras desarrolladas en exceso.[2]

Los niños pueden actuar deliberadamente. El alborotador llama la atención; aunque sea una atención negativa, le hace sentir mejor que el rechazo. La agresión es un sentimiento normal, pero con el fin de llamar la atención, y en ocasiones por venganza, el niño que no se siente querido y es rechazado convertirá la agresión sana en violencia y destrucción en lugar de involucrarse en el deporte, el trabajo y las aficiones.

Así como el fuego puede calentar o destruir tu casa, la energía de los niños puede ser dirigida a esfuerzos saludables. Los niños pueden rebelarse de un modo saludable y no mediante la intimidación. Cuando su energía es dirigida hacia algo positivo como participar en las artes, los deportes, los pasatiempos o el voluntariado, el mundo se convierte en un lugar mejor y nadie se ve amenazado por esa energía. Debemos proporcionar dichas vías de escape y ayudar a los niños a buscar aquello que satisfaga sus necesidades de una manera saludable.

Cuando era niño, tenía celos por el juguete de un vecino; actué como un abusón y se lo rompí. Cuando mi padre llegó a casa y se enteró de lo que había hecho no me dijo nada al respecto, pero al día siguiente volvió a casa con el mismo juguete. No me dijo qué hacer con él. Simplemente me lo dio y se marchó. La acción de mi padre me dijo más de lo que haría cualquier sermón. Como adulto responsable hizo lo correcto reemplazando el juguete roto, pero me dejó a mí la decisión de quedármelo o dárselo a mi vecino. Su acción me decía que me amaba, confiaba en mí y quería que hiciera lo correcto. La decisión era mía. Mi padre sabía que lo que me estaba haciendo pasar era peor que el castigo físico. Y sí, fui a dárselo a mi vecino.

Tenemos que transmitir un respeto por la vida a los niños. Podemos hacer esto enseñándoles cómo ser responsables de la vida y el confort de algún ser vivo, ya sea una planta, una mascota o un ser humano y darles la oportunidad de hacerlo con la supervisión adecuada. Cuando cuidas de lo que vive contigo, respetas al mundo y a sus habitantes.

Mi esposa y yo llenamos nuestra casa y el jardín de animales rescatados. Rompimos todas las normas de zonificación pero nadie nos denunció porque sabían que estábamos cuidando de todas esas criaturas. Nuestros hijos incluso llevaban a los insectos fuera de casa, ya que los respetaban como seres vivos. Cuando los niños alcanzaron la edad de la rebeldía, en lugar de dirigir su energía contra las personas, se centraron en la mejora del status quo y en la creación de un mundo mejor. Cuando necesitaban amor y atención lo pedían o hacían locuras, pero nunca actuaron de forma destructiva contra nada ni nadie.

Por ejemplo, un hijo nuestro nos decía que los abuelos habían llamado y querían que los visitara. Así que le enviaba en un autobús a verlos. Cuando ya fue adulto, confesó que nunca habían llamado; sólo necesitaba alejarse y recibir un poco de amor. Él era el que, cuando Bobbie y yo estábamos fuera, hacía que sus hermanos les dijeran a la pareja que se quedaba con ellos que había salido temprano hacia la escuela. Pero no iba a la escuela; se sentaba en el armario de cedro todo el día leyendo libros. Él sabía cómo llamar la atención y también cómo cuidar de sí mismo sin herir a nadie.

La ira se tiene que expresar de un modo apropiado, no reprimirla. Cuando los niños estén enojados, pregúntales por qué. Escúchales y ayúdales a encontrar una forma segura de tratar con la causa de su ira, además de liberar y exteriorizar sus sentimientos. Cuando los miembros del personal del hospital continuamente irrumpían en su habitación por razones insignificantes, un adolescente agonizante utilizó una pistola de agua para que la gente supiera que quería privacidad. Su rabia no lastimaba a nadie y enseñó a muchas enfermeras y médicos a respetar sus necesidades como un ser humano que estaba viviendo en circunstancias difíciles, en lugar de pensar en él sólo como un paciente del hospital con una gestión programada. La pistola de agua del chico se convirtió en un regalo para que otros niños la utilizaran después de su muerte. Como padre, ¿qué harías si tu hijo hospitalizado está siendo tratado como una enfermedad en lugar de como una persona? Lleva contigo un Kit Siegel, como he mencionado en el capítulo 6 (*véase* la página 111).

¿Y qué hacer si tu hijo está siendo amenazado por un abusón en la escuela o en el vecindario? Es conveniente que tu hijo se enfade cuando no le tratan con respeto, pero responder a la violencia con violencia sólo agrava la situación. Yo haría que las autoridades de la escuela o de tu vecindario fueran conscientes de lo que está pasando, pero también mataría con amabilidad y atormentaría con ternura. Sé creativo en tu enfoque. He visto cómo el amor disolvía una mala situación, incluso cuando la vida de alguien estaba siendo amenazada.

Dile a tu hijo que invite al abusón a tu casa para jugar y divertirse un poco. O id a algún lugar juntos, como un parque de atracciones, y disfrutad de una buena comida. Llama a los padres del abusón y charla con ellos sobre el comportamiento de su hijo. Si te enteras de que la madre del matón había sido diagnosticada de cáncer o que los padres son alcohólicos, te resultará más fácil comprender y perdonar al agresor y tu hijo aprendería más cosas acerca de ser un amigo verdadero. Si lo intentas y no funciona, entonces elimina la relación.

Una vez estaba hablando en una clase de una escuela de un peligroso barrio y, justo antes de mi conferencia, cuatro muchachos entraron y ocuparon los asientos de la primera fila. Eso me pareció extraño, porque los estudiantes no suelen optar por sentarse justo delante del profesor. Después me enteré de que estos cuatro chicos eran el líder de la pandilla de la escuela y sus guardaespaldas, y ésos eran sus asientos en todas las clases. Hice una pregunta y el líder de la pandilla levantó la mano para contestar. Cuando terminó, le dije que ésa no era la respuesta correcta y le expliqué por qué. El director reveló después que el chico no había hablado en una clase en cuatro años. Expresó su preocupación: ahora que le había dicho al jefe de la pandilla que no tenía razón, ¿qué le iba a hacer a la escuela? Le dije al director que no se preocupara. El muchacho sabía que yo estaba allí sólo porque me preocupaba por él y por los otros estudiantes y se lo estaba pasando bien. No hubo ningún problema después. Al hablar con respeto y honestidad con los chicos y al compartir un poco de sabiduría y muchas risas, había plantado una semilla de amor.

A través de nuestro amor persistente, incluso cuando no nos gusta lo que hacen los abusones, podemos reeducarles y ayudarles a rebelarse contra los elementos de nuestra sociedad que tienen que cambiar. Cuando hacemos esto, los abusones se dan cuenta de que vale la pena amar y empezar a cuidar de sí mismos y de los demás. He visto esto con niños, pacientes y otras personas con las que he desarrollado relaciones a través de mi trabajo.

Me encanta juntar a personas de la tercera edad con estudiantes porque todo el mundo necesita un abuelo cariñoso lleno de la sabiduría de toda una vida. Al hacer esto, se establece una orientación: Dios-tú-y-yo-bailamos. Incluso los ancianos que están en asilos son valiosos maestros cuando tienen la oportunidad de estar con estudiantes. Las personas mayores a menudo enseñan a los niños que los problemas pueden ser los ejemplos de redirección de los que vendrá algo bueno.

Si tuviera que resumir cómo criar a un niño sano, sugeriría que cogieras un cachorro, fueras a un veterinario y le preguntaras cómo criarlo. Después ve a casa y haz lo mismo con tu hijo. Citando a algunos veterinarios que conozco: «Coherencia, respeto, afecto, disciplina, amor y ejercicio». El acrónimo de esto en inglés es CRADLE,* que significa cuna, y a mí me suena bien.

Para más detalles sobre este tema, lee mi libro *Love, Magic & Mudpies* sobre cómo criar a los niños que se sienten amados, que practican la bondad y que marcan una diferencia positiva en el mundo. Con demasiada frecuencia, los niños crecen hasta la edad adulta sin dicha ayuda, y tienen que hacer frente a las consecuencias físicas, emocionales y mentales de la mala crianza.

---

* *Consistency, respect, affection, discipline, love, exercise (N. de la T.).*

REEDUCACIÓN

Si en tu familia estaba pasando algo durante los años de formación de tu vida, algo que impedía que recibieras mensajes afectuosos y positivos de los adultos importantes en tu vida, entonces necesitas *reeducarte*. De hecho, escuchar las voces de tu pasado diciéndote que de alguna manera no eres lo suficientemente bueno te hace daño. El modo de salir del trance negativo y cambiar tu imagen de ti mismo es dejar atrás de forma activa y deliberada esos viejos recuerdos y experiencias infelices. Cuando nos hacemos adultos, no se trata de culpar a nuestros padres, se trata de tener autoridad y hacer nuestras propias elecciones.

Te recomiendo que empieces por conocerte a ti mismo cuando eras un niño. En tu mente, separa a la persona que eres hoy del niño que fuiste, y prepárate para amar a ese niño divino como si existiese aquí mismo, en este momento, porque ese niño existe: dentro de ti. No importa que esta idea te parezca una gran locura, inténtalo de todos modos. Finge hasta lograrlo.

Utiliza este método: busca fotografías tuyas de cuando eras un niño y colócalas en el lugar donde pases más tiempo para que las veas a diario. Yo los llamo santuarios. Enamórate de ese niño. Habla con él. Dile que está seguro, que es amado y que crecerá para ser fuerte. Dile lo maravilloso que es que él naciera y que es valioso y tiene un propósito en tu vida.

Lleva la imagen de ese niño en tu mente y en tu corazón a lo largo del día y cada vez que te sientas perturbado, ansioso o asustado, imagínate que es el niño el que está teniendo esos sentimientos. Pregúntate a ti mismo, ¿qué haría para consolar a ese niño? Entonces hazlo por ti mismo. Así como el hambre te lleva a buscar alimentos, utiliza estos sentimientos para que te lleven a nutrir tu vida del modo en que necesita serlo.

Una vez que hayas reeducado al niño que hay dentro de ti, extiende diariamente ese cuidado afectuoso a tu yo externo adulto. Si tuvieras un hijo o una hija que fuera intimidado día tras día por una profesora cuyos comentarios estuvieran dañando su autoestima, ¿no hablarías con la profesora e insistirías en que tratara a tu hijo con amabilidad y respeto? Si la profesora no cambiara su comportamiento, ¿no cambiarías a tu hijo a otra clase donde el profesor motivara a los niños e hiciera del aprendizaje una experiencia agradable? Si no hubiera otra clase disponible, ¿no sacarías a tu hijo de esa escuela?

Ahora haz lo mismo por ti. Habla con tu injusto gerente en el trabajo o con cualquier persona que te trate mal. Dile que le amas, pero que no te gusta la forma en que te está tratando y que esperas ser tratado con amabilidad y respeto. Si no cambia su comportamiento, siempre puedes dejar ese trabajo o relación. Ponte en situaciones en las que no resultarás perjudicado por los comportamientos tóxicos de los demás. A veces no puedes cambiar tu vida, pero puedes cambiar tu actitud. Cuando tu salud se vea amenazada, cambiar tu vida alejándote es lo mejor; pero si no puedes, desarrollar un cambio positivo de actitud puede hacer maravillas. Cuando eliges la felicidad, afecta a todos a tu alrededor.

Mientras estás en ello, habla con el crítico de tu cabeza. Cuando cometes un error, ¿la voz en tu cabeza te acusa de ser estúpido, inútil o de no ser lo suficientemente bueno? Si vieras a un niño cometer un error, espero que le dirías: «Está bien; todo el mundo comete errores. Los errores son una parte importante del aprendizaje». Conozco a una instructora de golf que les dice a sus alumnos que no juzguen los resultados de un *swing* con los comentarios mentales: «¡Vaya, ha sido fantástico!», o «¡Oh, no! ¡Ha sido horrible!». Ella les dice que practiquen decir: «Ha sido *interesante*». Esto da permiso a la mente para aprender de cada *swing* sin establecer una expectativa o una demanda por una parte, ni una sensación de fracaso por la otra. Ambas posturas funcionan en contra de los mecanismos de aprendizaje del cerebro.

Así que cuando cometas un error, deja de gritarte a ti mismo. Sé tan amable y gentil contigo mismo como lo serías con un niño. Utiliza los errores como una herramienta, no como un ejemplo de fracaso humillante. Cuando aprendemos cómo no hacer algo, la próxima vez podemos hacerlo de otra manera. Ríete de ti mismo, perdónate y sigue adelante. Posees el potencial.

PROGRAMAS DE DOCE PASOS

Las personas no fueron diseñadas para vivir solas. Somos tribales por naturaleza y formamos comunidades para la supervivencia biológica y psicosocial. Las personas que se unen a grupos de individuos que se enfrentan a retos similares a los suyos a menudo cambian sus vidas, especialmente cuando se encuentran en un ambiente libre de juicios y en el anonimato. Cuando los «nativos» que han vivido la experiencia se unen, pueden ayudarse realmente unos a otros. Los «turistas», en cambio, no entienden lo que los nativos están experimentando y harán sugerencias y comentarios o prescribirán cosas que no serán de ninguna ayuda.

Compartir nuestra experiencia nos permite ayudarnos unos a otros a través del viaje de la vida y sus dificultades. Nos convertimos en maestros potenciales desde el momento en que nos enfrentamos a la montaña que tenemos delante. En los grupos de ECaP que promuevo, los vínculos que crean los pacientes suelen durar años y se sienten como si fueran una familia. A menudo, las familias que adoptan las personas son más saludables y menos críticas que las familias en las que nacieron.

Alcohólicos Anónimos fue el primer programa de doce pasos de compañerismo y fue desarrollado por dos hombres que no podían dejar de beber a pesar de haber intentado absolutamente todo lo que estaba en sus manos para dejarlo. Desde su origen humilde en 1935 hasta ahora, AA ha crecido hasta más de dos millones de miembros activos en recuperación alrededor del mundo.[3] Otros grupos de doce pasos han evolucionado a partir del original: Al-Anon y Alateen son para familias de alcohólicos, ACA es para los hijos adultos de alcohólicos, OA es para personas que comen en exceso, GA es para ludópatas, y demás. Wikipedia enumera más de treinta programas de este tipo basados en los Doce Pasos y las Doce Tradiciones originales de Alcohólicos Anónimos.

Si parece que tu vida repite los mismos patrones negativos y es una espiral fuera de control, busca las reuniones de doce pasos en tu zona. Acude a una reunión y escucha. Te sorprenderá encontrar personas cuyas historias tienen similitudes con la tuya y te sentirás aliviado cuando descubras un lugar al que sientes que perteneces.

Hace años les dije a pacientes de cáncer que no tenían grupos de apoyo locales que fueran a una reunión de AA y mintieran acerca de por qué estaban allí. Algunos miembros de AA consideraron que no estaba haciendo lo correcto, pero los principios y prácticas de AA han demostrado estar bien fundadas y esta gente necesitaba ayuda. Si un tema se repite como una ayuda para la recuperación ten por seguro que debe funcionar, sino no lo encontrarías en la Biblia, en las enseñanzas de Buda o en una reunión de un grupo de apoyo.

VIVIR EN EL MOMENTO

Echa el freno y siente tus sentimientos. Vivir conscientemente y en el momento requiere que te des cuenta de tus sentimientos y los aceptes como tu propia creación. No te escondas de tus sentimientos manteniéndote ocupado, distrayéndote o automedicándote para adormecerte. No podemos curar lo que no sentimos.

Después de expresar mi ira por problemas familiares que no podía arreglar y todas las enfermedades que no podía curar, mi amiga íntima Elisabeth Kübler-Ross me dijo en voz baja durante uno de sus talleres: «Tú también tienes necesidades». Esas palabras se han quedado conmigo y ahora las comparto contigo como una verdad importante que recordar.

Un lugar donde almacenamos nuestros sentimientos es en nuestros corazones. Incluso los corazones trasplantados tienen sentimientos y llevan mensajes de la vida del donante. Al evaluar las opciones y las elecciones o al tomar decisiones, deja que tu corazón se convierta en la brújula. Una mujer compartió el consejo de su padre conmigo. Antes de que muriera, Fred Croker aconsejó a su hija a «seguir tu corazón y usar tu mente para navegar por el camino elegido por el corazón».

Deja que tus sentimientos sean la guía para lo que te inspira. Deja que no sólo llenen tus pulmones de inspiración, sino que también llenen cada una de tus actividades con vida y con la alegría que produce tener opciones creativas. Acepta que la forma en que te sentías acerca de algo en el pasado puede no ser la forma en que te sientes hoy al respecto. Permítete conocer y honrar a la persona que eres hoy y no aferrarte a algo que ya no te sirve. Al hacer esto, te conviertes en co-creador de tu vida. Me gusta recordar lo que siempre decía mi madre cuando tenía que tomar una decisión: «Haz lo que te haga feliz». Cuando las cosas no salían como había planeado, ella me recordaba: «Dios te está redirigiendo. Algo bueno saldrá de esto».

Practica prestando atención al momento y no al pasado o al futuro. Concéntrate en tu respiración. Si estás respirando, las cosas se ven bien. Mantente alejado de los pensamientos de otras personas; sus pensamientos y actitudes no son asunto tuyo, ni siquiera lo que piensan de ti. Tu trabajo consiste en ser lo mejor que puedas en este momento, tratando lo que está directamente frente a ti, pasito a pasito. Y cuando necesites ayuda, pídela. Como dice una de mis canciones favoritas de Tom Hunter: «Esta noche me gustaría que me mecieras para dormir».[4]

Cuando vives en el momento, comienzas a darte cuenta de que un mundo perfecto no tendría sentido, no te daría opciones o posibilidades de crecimiento.

HÓNRATE A TI MISMO

Busca tu auténtica vida y no vivas representando un papel. No seas el asalariado o la mamá, porque si crees que ese papel es lo que eres, pierdes el sentido de tu vida en el momento en que ya no puedes trabajar o los niños crecen y se van de casa. Existe una historia sobre un hombre que se quedó a las puertas del cielo, pidiendo entrar. «Dime quién eres», dijo Dios. El hombre pensó en su esposa y su familia y en toda la gente a la que se había esforzado por complacer. Pensó en su importante trabajo, su impresionante casa y su coche de lujo. Pensó en las facturas que se amontonaban en su escritorio y en el crucero que él y su esposa habían estado planeando. Todos estos pensamientos lo rodearon y por mucho que lo intentara, sólo podía recordar los papeles que representó. «No sé quién soy», admitió.

«Entonces no estás listo para entrar», respondió Dios, y envió al hombre de vuelta a su cuerpo. Cuando el hombre se recuperó de su ataque al corazón, se comprometió consigo mismo a encontrar a su auténtico yo.

Durante los años siguientes, el hombre se dio cuenta de que el corazón habla en susurros, lo que le supuso tomarse las cosas con calma al menos una vez al día, pararse y escuchar. Dejó de tratar de impresionar a los demás y en vez de eso se dedicó a las cosas que le gustaba hacer. Se tomó el tiempo para escuchar a las personas sin interrumpirlas ni apresurarlas y valoró el crecimiento de sus relaciones. Cuanto más se centraba en el aquí y el ahora, más cosas parecía lograr. Era capaz de estar al servicio de las personas de muchas pequeñas maneras y la suma de esas pequeñas cosas marcó una gran diferencia en el mundo que le rodeaba.

Conforme pasaba el tiempo, se dio cuenta de que se sentía bien consigo mismo y de que las nuevas conductas que una vez requirieron esfuerzo y concentración eran ahora hábitos arraigados. La vida y la muerte ya no colocaban imágenes temerosas frente a él, sino espejos que reflejaban amor e integridad. Pasaron varios años más antes de que el hombre se acercara a las puertas del cielo por segunda vez.

—Dime quién eres –dijo Dios.

—Yo soy la Totalidad. Yo soy tu hijo divino. Yo soy tú –dijo el hombre.

—Bienvenido a casa, hijo mío –dijo Dios, y el hombre fue abrazado por una luz más brillante que el sol.

Conocí a un adolescente que, mientras agonizaba, dijo: «Decidle a Dios que su sustituto está aquí». Fue admitido inmediatamente.

Me acuerdo de una paciente mía que fue diagnosticada de agorafobia. Cuando esta mujer, que había sido incapaz de salir de su casa desde hacía años, se enteró de que sólo le quedaban dos meses de vida vio la luz y se preguntó: «¿Qué sentido tiene tener miedo?». Pasó de ser una persona que vivía con una enfermedad paralizante que le impedía salir y sentir la lluvia ¡a empezar a hacer *rafting*! Sus hijos se llevaron un susto de muerte, pero eso también la llevó a sobrevivir al cáncer. Y una carta que recibí de otra mujer con un pronóstico parecido terminaba diciendo: «Y no morí, y ahora estoy tan ocupada que me estoy matando a mí misma».

Tú *tienes* el control de tus pensamientos y acciones, así que toma el control: es tu derecho. Ensaya ser la persona que quieres ser y *actúa* cada día como si ya fueras esa persona. Si tienes miedo, imagina que te rodean unos brazos afectuosos antes de quedarte dormido para que cuando te despiertes pienses de inmediato en esa sensación cálida y reconfortante para apartar el temor. O si necesitas un modelo a seguir en caso de duda, pregúntate: «¿Qué haría Lassie (QHL)?».

ESCRIBIR UN DIARIO

En un estudio de un grupo de personas que padecían asma, se les pidió a los individuos que llevaran un diario de sus sentimientos sobre sus experiencias durante un mes, mientras que al grupo de control se le dijo que hicieran simplemente una lista de lo que hacían cada día. Al cabo de un mes, los que escribieron acerca de sus sentimientos y experiencias demostraron tener una mejor salud y sufrían menos ataques de asma que las personas que sólo enumeraban lo que hacían todos los días.

El otro día estaba revisando algunos de mis papeles mientras buscaba algo y encontré mis diarios desde los veinticinco hasta los treinta y cinco años. Siendo médico, había empezado a tomar notas durante el día de las cosas que me afectaban y luego, en casa, por la noche, escribía sobre ellas en mi diario. Poco después de haber empezado esta práctica, descubrí que cuando trataba de escribir sobre lo que había ocurrido durante el día no podía recordar a qué se referían mis notas. Imagina que escribía «niño en la sala de urgencias» y doce horas más tarde me preguntaba a mí mismo: «¿De qué iba eso?». Me di cuenta entonces de que, cualquiera que fuese el dolor, estaba dentro de mí y no podía gestionarlo; así que estaba enterrándolo y almacenándolo dentro de mi cuerpo. Las inquietantes palabras *algún día el cuerpo te pasará factura* me vinieron a la mente, y comencé a escribir párrafos enteros en mis notas para recordar con lo que tenía que lidiar en mi diario.

Una vez me olvidé de ocultar mi diario y mi esposa lo encontró y lo leyó. Bobbie dijo: «Bernie, no hay nada divertido aquí». Le dije: «¿De qué estás hablando? Mi vida no es divertida». Entonces ella me recordó cosas insólitas que habían sucedido en el hospital y que habían hecho reír a toda la familia cuando compartí la historia. Esas historias nunca aparecían en mi diario. El comentario de Bobbie me reorientó de manera que comencé a mirar las cosas buenas que también sucedían: te dan un abrazo; un poco de cariño; te hacen reír un poco. «Pon eso en tu diario también», dijo ella, y lo hice.

Escribir un diario te mantiene consciente y le hace saber a tu inconsciente que estás dispuesto a hacer frente a cualquier agitación que haya dentro de ti. Todos necesitamos ser escuchados por alguien que le importe. Para que nuestra voz interior hable con nosotros, tenemos que encontrar una manera de escucharla. La escritura nos da los medios para escuchar. A menudo hago referencia a la observación de Helen Keller de que «la sordera es una desgracia mucho peor [que la ceguera]». El comportamiento de supervivencia requiere saber lo que hay en tu corazón, revelar el inconsciente y sentir tus sentimientos. Ponlos en un papel, así es como llegas a conocerte a ti mismo.

PRACTICA ESCUCHAR GUSTOSAMENTE

Cuando escuchamos con gusto utilizamos un lenguaje corporal que muestra que estamos prestando atención. Cuando utilizas el contacto visual y no interrumpes, inclinas tu cuerpo ligeramente hacia adelante y asientes o inclinas la cabeza como respuesta, le aseguras a la persona que está hablando que estás comprometido con la acción de escuchar y que estás oyendo lo que dice. Escuchar es un buen hábito que adquirir. Cuando escuchamos a los demás llegamos a conocerlos y se nos atribuye ese mérito, aunque todo lo que hagamos sea escuchar.

Ha habido gente que me ha dado las gracias por lo que les ayudé cuando nunca dije una palabra. Por ejemplo, nuestros hijos venían y me decían: «Papá, tengo un problema». Al principio respondía dando consejos tales como: «Vale, léete este libro; ves a ver a esta persona; toma este medicamento», y ellos siempre me decían: «No me estás ayudando».

Cuando posteriormente volvían y me decían «Papá, tengo un problema», les preguntaba: «¿De qué se trata?». Entonces simplemente me sentaba y escuchaba durante veinte minutos o media hora y, cuando terminaban, me decían: «Gracias, papá. Has sido una gran ayuda». ¿Y qué dije durante todo ese rato? Nada más que «Hmmm» en un tono comprensivo o empático. ¿Por qué funcionó? Porque alguien los había escuchado.

En una ocasión, una mujer vino a verme con un problema y yo no dije ni una palabra durante noventa minutos. Cuando terminó, dijo: «Ésta ha sido una de las conversaciones más significativas que he tenido en mi vida». Estuvo hablando consigo misma, y fue significativo.

Por lo tanto, escribe un diario. Escucha. Presta atención a tus sentimientos. Sé auténtico.

Capítulo 10

Las palabras pueden curar o matar

> *Uno aprende que los mundos están hechos con palabras y no sólo con martillos y cables.*
>
> JAMES HILLMAN[1]

Hace muchos años me pidieron que visitara a una mujer joven de la que todo el mundo pensaba que tenía apendicitis. No estaba de acuerdo con el diagnóstico y, después de observarla, se hizo evidente que su problema era un quiste ovárico reventado que no requería cirugía. Unos años más tarde, la hermana menor de la mujer, una talentosa música, tropezó en casa y cayó en la chimenea sufriendo graves quemaduras en las manos, los brazos, la parte superior del torso y el cuello. Cuando la enviaron a la sala de urgencias del hospital Yale-New Haven, la familia me pidió que cuidara de ella.

Sus manos estaban desfiguradas y estaba seriamente deprimida sabiendo que esto acabaría con su carrera musical. La admití en la unidad de quemados del hospital y cada mañana desbridaba sus quemaduras mientras ella me gritaba: «Te odio». Sus palabras me hicieron pensar realmente sobre por qué me había hecho médico y si quería seguir si aquélla era la reacción que tenían los pacientes cuando estaba tratando de ayudarles a sanar. (Años más tarde, su madre me contó que una mañana le dije: «Madeleine, tal vez algún día me quieras». No recuerdo ese momento, pero sabiendo cómo me comporto, probablemente lo dije para aliviar mi propio dolor y frustración).

Un día de verano, cuando la temperatura era de más de treinta grados centígrados, Madeleine entró en mi consulta para su visita rutinaria. Llevaba un jersey de cuello alto con manga larga. Le pregunté por qué iba vestida de esa manera en un día tan caluroso y respondió: «Porque soy fea».

También me dijo que estaba buscando un trabajo para el verano y le dije: «Oh, conozco una residencia de ancianos que necesita ayudantes. Si puedo conseguirte un trabajo allí, ¿te interesaría?». Respondió que sí, así que lo gestioné y la llamé a los pocos días para darle la información. Lo que sabía era que iba a tener que llevar uniforme, lo que dejaría ver todas sus cicatrices a las personas mayores que cuidara.

Al final del verano, Madeleine vino para su consulta y le pregunté cómo le había ido el trabajo. Ella respondió: «Me encanta mi trabajo y nadie se ha dado cuenta de mis cicatrices».

«Cuando das amor, eres hermosa», le dije. Ella me miró y sus ojos se llenaron con la luz del entendimiento.

Madeleine se hizo enfermera y, poco después de graduarse, recibí una llamada telefónica de ella. «Doctor Siegel, me voy a casar, pero mi padre murió hace dos años. ¿Quiere ser mi padrino en mi boda?». Todavía puedo sentir las lágrimas que derramé cuando me lo preguntó. Después de haber gritado palabras de odio hacia mí mientras padecía dolor, ahora me dedicaba palabras de afecto. Acepté, por supuesto, y el mejor regalo para mí fue cuando bailamos después de la ceremonia una canción de Kenny Rogers: *Through the Years*. Aquella fue la forma de Madeleine de decir que durante los últimos años, cuando luchaba, nunca le había decepcionado y le había ayudado a dar la vuelta a su vida. Me ayudó a sanar toda una vida de médico llena de heridas.

Un hombre le sugirió a su amiga que podría cambiar las cosas negativas en su vida simplemente cambiando sus palabras. Él le dijo: «En lugar de decir que *tengo* que pagar las facturas o *tengo* que ir a trabajar, trata de decir: *puedo* pagar las facturas o *puedo* ir a trabajar». Cuando su amiga puso eso en práctica, descubrió que su punto de vista sobre todas las cosas pasó del resentimiento y la preocupación a la gratitud y la armonía. Se dio cuenta de que todos los aspectos de su vida, desde las pequeñas tareas tediosas a las grandes y desafiantes dificultades eran regalos. Cambiar una palabra cambió su vida. Una palabra, ¿cuán poderosa es?

Hace muchos años, uno de nuestros hijos trajo a casa un lienzo que había decorado en su clase de arte de la escuela. Había llenado todo el lienzo con una palabra: *words*. Como cirujano, sé que se puede matar o curar con una espada o un bisturí. Pero lo que de inmediato me llamó la atención acerca de la imagen en el lienzo fue que también puedes matar o curar con palabras cuando *wordswordswords* se convierte en *swordswordswords*.*

A los médicos no se les enseña a comunicarse con los pacientes. Debido a su temor de ser demandados, hablan a la gente sobre todos los efectos secundarios adversos de la terapia y nunca mencionan los beneficios. Cada vez que oigo mencionar en un anuncio de televisión cómo puede matarte la píldora que anuncia, me pregunto por qué alguien la probaría. Del mismo modo, para que un hospital no fuera demandado, informaba a los pacientes quirúrgicos de los riesgos y posibles complicaciones de la cirugía justo antes de entrar en el quirófano. Estos pacientes tenían una tasa superior de paro cardíaco.

Comencé a darme cuenta de que las creencias de un paciente eran más importantes que el diagnóstico. En cierto sentido, esta idea se resume en algo que me dijeron acerca de la psiquiatra Milton Erickson.

---

* En inglés *words* significa palabras y *swords* significa espadas. *(N. de la T.)*.

Ella estaba visitando a una paciente que necesitaba un poco de retroalimentación positiva. Después de escribir algo en su informe médico, se excusó y salió de la oficina durante un minuto, dejando el informe abierto en su escritorio. Esta paciente echó un vistazo al informe y leyó las palabras: «Va bien». Qué terapéutico. Esas dos palabras le habían ayudado a creer en sí misma y le dieron el impulso que necesitaba para seguir trabajando.

A medida que aprendía el poder de las palabras, empecé a prestar más atención a lo que se decía en la sala de operaciones y cambié incluso las cosas más sencillas, como la preparación de un niño para una inyección. En lugar de decirle que iba a ser como una picadura de abeja, le decía que sería como una picadura de mosquito. Cuando un anestesista hablaba con el paciente acerca de su «desconexión», le preguntaba al paciente: «¿Cuándo fue la última vez que te fuiste de vacaciones?», y se iba con una sonrisa.

Durante la cirugía les pedía a mis pacientes que desviaran la sangre del área de la cirugía y no sangraran mientras yo estaba trabajando allí. Antes de que se despertaran de la cirugía les decía: «Te despertarás cómodo, sediento y hambriento». Más tarde tuve que corregir eso diciendo: «Pero no terminarás lo que hay en tu plato», cuando todos mis pacientes comenzaron a aumentar de peso.

Lo que realmente me abrió la mente al poder de las palabras fue mi experiencia como cirujano pediátrico. Para asegurar a los niños que no tendrían dolor cuando fueran sometidos a la cirugía, les decía mientras estaban en la sala de urgencias: «Te vas a dormir cuando entres en el quirófano». Me sorprendió mucho que los niños se quedaran dormidos mientras estaban siendo conducidos a la sala de operaciones. Un niño se dio la vuelta y se quedó dormido mientras entrábamos en la sala de operaciones. Cuando le puse en posición supina para su apendicectomía, se despertó y me dijo: «Me dijo que me iba a dormir, y yo duermo boca abajo», así que tuvimos que llegar a un acuerdo.

Entonces empecé a engañar terapéuticamente a más niños frotándolos con una esponja de alcohol antes de la extracción de sangre, y diciendo: «Esto va a adormecer la piel». Un tercio de ellos tuvo anestesia total, mientras que los otros tuvieron al menos una experiencia menos emocional y menos dolorosa y me dijeron que no funcionó. Me disculpé y eché la culpa a la esponja de alcohol defectuosa.

Con la cooperación de los padres, también conseguimos reducir los efectos secundarios de su tratamiento etiquetando las vitaminas en función de su uso como para el crecimiento del cabello, contra las náuseas o como pastillas para el dolor, y los niños respondieron de acuerdo a lo que ponía en la etiqueta.

Una mujer que conozco sentía náuseas después de la quimioterapia. Le pidió a su hija que le trajera una píldora Compazine, ya que no llevaba sus gafas. Su hija le dio la píldora y las náuseas desaparecieron. Horas después, con sus gafas puestas, pidió otra píldora. Cuando la vio le dijo a su hija: «Esto no es mi Compazine; es mi anticoagulante Coumadin». «Bueno mamá, funcionó muy bien la última vez que te la di», respondió la hija. Quedaron impresionadas por el poder de la sugestión para hacer cambios en el cuerpo.

Preferiría contar una mentira terapéutica a un paciente antes que enumerarle los efectos secundarios de un tratamiento y al hacerlo inducirlos todos, ya que lo que escuchan las personas de una figura de autoridad produce un efecto mayor. Cuando compartía información sobre los efectos secundarios negativos añadía que no los padece todo el mundo, al igual que no todo el mundo es alérgico a los cacahuetes.

Nuestros cuerpos responden a nuestras creencias. A una mujer le dijeron que estaba en estado terminal debido a la leucemia y que era una pérdida de tiempo conducir durante horas para recibir quimioterapia, ya que sólo se sentiría peor. Su primo, un auxiliar de enfermería, me conocía y le dijo a la mujer que viniera a New Haven para recibir tratamiento porque «el doctor Siegel pone bien a las personas siempre».

Admití a la mujer en el hospital sin saber lo que el auxiliar había comentado. Me senté en la cama de la paciente y le expliqué que iba a pedirle a un oncólogo amigo mío que fuera a verla, ya que yo no podía tratar la leucemia con cirugía. Entonces le di un fuerte abrazo y me fui a llamar al oncólogo. Él me dijo más tarde que estaba de acuerdo con su médico acerca del probable resultado, pero le daría un tratamiento para hacerle sentir que había esperanza. Las notas que me pasaba después de las sesiones de quimioterapia comenzaban con el comentario «va bien» y terminaban con «en remisión completa». Más tarde me enteré de que ella dijo: «Cuando el doctor Siegel me abrazó, sabía que iba a ponerme bien».

Mientras aprendía sobre el poder de las palabras, se convirtieron en mis herramientas terapéuticas. Usando mi técnica Paradoja y el humor fui capaz de reajustar los pensamientos y sentimientos de las personas. Fui cirujano de la policía en New Haven, Connecticut, durante años y tuve la oportunidad de conocer a muchos agentes de policía a través de ese trabajo. Un día, un policía al que conocía llamó a mi consulta. Cuando cogí el teléfono, dijo:

—Doctor Siegel, me voy a suicidar.

—Jimmy, si te suicidas nunca volveré a hablar contigo –le dije.

Colgó el teléfono y quince minutos más tarde estaba en mi consulta, furioso, gritando que había estado sosteniendo una pistola en su boca y cómo yo podía ser tan insensible e indiferente.

—¿Te has dado cuenta de que no estás muerto? –le pregunté. Entonces se rio y nos hicimos amigos.

¿Te acuerdas de cuando eras un niño y alguien te insultaba? Probablemente respondías: «Los palos y las piedras romperán mis huesos, pero las palabras nunca me harán daño». Ahora puedo decirte que ésa afirmación no es cierta. Las palabras *pueden* herir y hacer mucho daño. Las palabras pueden matar o curar. Las palabras, en particular las que pronuncian las figuras autoritarias en nuestra vida, tienen el poder de afectarnos y alterar nuestras vidas.

El modo en que percibes algo determina cómo funciona para ti, y la elección de palabras que se usan para algo juega un papel importante en tu percepción. Consideremos cuatro medicamentos de quimioterapia usados en un protocolo llamado así por la primera letra de cada fármaco: EPOH. Un oncólogo señaló que si colocábamos las letras al revés, se convertía en HOPE.* Cambió el nombre para sus pacientes, y un mayor número de los enfermos respondieron a la terapia.

El dibujo de una niña fue criticado por su maestra de primer curso, que dijo que no lo colgaría junto a los demás por la forma en que había utilizado el color morado. En el segundo curso, cuando otro maestro le pidió que hiciera un dibujo, la niña dejó el papel en blanco. Este maestro se acercó, puso la mano sobre la cabeza de la niña y dijo: «¡Qué nevada tan limpia, blanca y bonita!». Sus palabras le dieron permiso para ser creativa de nuevo y ese evento le inspiró más tarde para escribir un poema titulado «Purple». Puedes leer el poema de Alexis Rotella en mi libro *Love, Magic & Mudpies*.

Los animales también están sujetos a nuestras percepciones basadas en las palabras. Una familia adoptó un gato rescatado que había estado tan traumatizado por sus experiencias con las personas que nunca entraba en una habitación donde hubiera gente. Salía a comer sólo cuando la familia se iba a la cama. Después de varios meses de intentar ganarse su confianza sin éxito, lo consultaron con una telépata de animales y le dijeron que el gato se llamaba Spooky.

«Cambiadle el nombre por uno más masculino», sugirió. «Puede que estéis proyectando vuestras expectativas de su miedo en el nombre que le habéis puesto».

Rebautizaron al gato como Rambo. Casi inmediatamente la conducta del gato empezó a cambiar. La familia informó de que Rambo no sólo daba vueltas por la casa cuando estaban despiertos, sino que también había empezado a dormir en sus camas por la noche en vez de quedarse en la planta baja.

Cuando Betty Croker fue diagnosticada de cáncer de mama en estadio IV en 1962, su doctor le dijo que su cáncer era terminal. «¿Cuán-

---

* En inglés *hope* significa *esperanza*. (N. de la T.)

to tiempo tengo?», le preguntó. «Seis meses», fue su respuesta. Imagina el impacto que sus palabras tuvieron sobre ella. Sus dos niñas pequeñas serían huérfanas de madre. Betty se fue a su casa preparada para morir, pero su marido dijo que deberían pedir una segunda opinión.

El marido de Betty fue al Centro del Cáncer de Yale y pidió que un médico del equipo de oncología visitara a su esposa. Mientras le hacían más pruebas, Betty relató cómo ella y su marido se habían enamorado durante un baile de *swing*. Ella recordaba cuánto se divertían ella y Fred en su discoteca favorita y cómo todo el mundo despejaba la pista para poder ver el baile de la pareja.

Betty mantuvo una actitud alegre durante las pruebas y también después, mientras esperaban los resultados; pero Fred sabía que estaba aterrorizada por sus dos hijas. Ella admitió que las palabras «terminal» y «seis meses» del primer médico se habían llevado casi toda su esperanza de supervivencia. He visto a personas morir en una semana cuando les quitaban la esperanza.

Cuando se sentaron con el oncólogo de Yale, el doctor la miró y sonrió. «Betty, no te vas a morir en seis meses», dijo. «Dentro de seis meses, te tendremos bailando de nuevo».

Las palabras del médico le dieron esperanza. Al cabo de seis meses, Betty se puso un vestido nuevo y llevaba sus zapatos rojos de baile. Sus niñas observaban con emoción mientras sus padres se preparaban para su gran noche. Años más tarde, tuve la oportunidad de trabajar con una de las hijas de Betty. Ella me dijo: «Todavía recuerdo lo contento que estaba papá y lo hermosa que estaba mamá esa noche. Eran como un par de adolescentes que iban a tener su primera cita. Ese médico le dio a mi madre permiso para vivir», dijo. «Estoy segura de que fue gracias a él que la tuvimos durante tres años más. Nunca podré agradecérselo lo suficiente».

De «terminal» y «seis meses» a «bailar» y «vivirás»: ése es el poder de las palabras. Si tu médico o profesional de la salud no cree en tu recuperación, déjalo. Busca a alguien que crea en los milagros, alguien que crea en ti.

AFIRMACIONES

Un entrenador anima a su equipo con frases como «Podéis hacerlo» y «Salid ahí fuera y estad a la altura de vuestro potencial», porque sabe que sus palabras sonarán en la mente de sus jugadores cuando se enfrenten a sus oponentes. Su motivación puede crear o romper el espíritu del equipo, y ése es a menudo el factor decisivo para que se esfuercen o no al máximo.

Un buen entrenador se da cuenta de que la clave es saber que lo hiciste lo mejor que pudiste y que no eres un perdedor si no ganas el partido. Los perdedores tienen miedo de correr un riesgo ya sea frente a una enfermedad u otro oponente, y viven con un sentimiento de culpa y vergüenza. No des poder a tus enemigos centrándote en luchar y golpearlos, *dale poder a tu esfuerzo* dando lo mejor de ti y creyendo en ti mismo.

Las afirmaciones más eficaces son declaraciones cortas y positivas que, al igual que los mantras, son fáciles de recordar y afirman algo como si ya hubiera pasado. En vez de «voy a recuperarme de este cáncer», una afirmación más efectiva sería: «Mi cuerpo está rebosante de salud». Esta afirmación te permite ver tu verdadero potencial, tu naturaleza divina, y no se centra en lo que está mal, sino en lo que está bien dentro de ti. Cuando te lo imaginas, tu cuerpo responde como si ya estuviera sucediendo.

Nuestro creador ha incorporado en todos los seres vivos la capacidad de sobrevivir. Las heridas se curan, las bacterias resisten los antibióticos, los virus resisten los antivirales y los árboles resisten los parásitos; todo porque tenemos la capacidad de alterar nuestros genes y sobrevivir. Tu cuerpo necesita saber que lo amas y que amas tu vida, para hacer el esfuerzo necesario de supervivencia.

Identifica las declaraciones negativas que puedas guardar en tu mente. Escribe una declaración positiva para cada una que te ayude a darle la vuelta al pensamiento negativo. Si estás preocupado por algo o estás tratando de controlar sin éxito a personas y situaciones, trata de usar la afirmación «Déjalo estar y déjaselo a Dios». Si estás luchando con algún reto importante, prueba: «Día a día». El mero acto de escribir la afirmación «Sólo durante el día de hoy...» (por ejemplo: «estaré sobrio» o «trataré de escuchar») produce un fuerte impulso en la intención que hay tras tu decisión de comportarte de manera diferente. Si luchas con tu autoestima, prueba a utilizar: «Soy perfecto tal como soy». Si estás lidiando con la confianza en ti mismo, escribe: «Puedo lograr todo aquello en lo que ponga mi corazón».

Recuerda que esto no te costará el fracaso si no vives de acuerdo con tu afirmación. Tu objetivo es fingir hasta que lo logres. Actúa y compórtate como si fueras la persona que quieres llegar a ser y sigue ensayando. Busca también consejeros que te ayuden a practicar.

A veces una sola palabra pintada en la pared o grabada en una piedra es una poderosa afirmación. Palabras tales como *fe, paz, gratitud, risa* y *amado* pueden ayudarte a quererte mejor. Llena tu casa y tu lugar de trabajo con ellas. Nuestra casa está llena de lemas para seguir en la vida. Un ejemplo de un buen lema de vida es una cita de Lao Tzu: «Siéntete contento con lo que tienes; regocíjate en cómo son las cosas. Cuando te das cuenta de que no careces de nada, el mundo entero te pertenece».[2] También puedes colgar la oración de la serenidad y practicar leyéndola en voz alta. Guarda una pila de tarjetas con afirmaciones a mano y mímate varias veces al día. Incluso las palabras de una canción pueden calmar, estimular e inspirar.

Así que sé creativo, compra un poco de pintura y escríbete un mensaje de amor a ti mismo en la pared por delante de la cual pases más a menudo. Yo tengo un retrato de mis padres en la pared para que estén siempre mirándome y no quiero decepcionarlos. Pon un letrero de bienvenida por encima del espejo del baño, mírate a los ojos cada mañana y salúdate diciendo: «Hola, rayo de sol. ¡Bienvenido al día de hoy!».

Con cada amanecer con el que te despiertas, eres como un lienzo en blanco. Así como la naturaleza pinta el horizonte, tú estás creando una obra de arte, así que ten siempre más colores en la paleta y sigue retocando tu trabajo hasta que estés satisfecho con los resultados.

AFIRMACIONES SUBLIMINALES

Una mente tranquila y serena tiene una oportunidad mejor de reflexionar con claridad sobre un tema y dar con una solución. Si necesitas ayuda para empezar, puedes usar un CD que he creado para este propósito: *Finding Your True Self: Audible and Subliminal Affirmations to Develop Your Personal Sense of Inner Peace and Wisdom*. Los estudios de investigación demuestran que las afirmaciones y meditaciones subliminales son una forma fácil y eficaz de superar obstáculos mentales y de conseguir una mejor salud y felicidad durante toda la vida. Elige un momento específico y un lugar tranquilo y sin interrupciones para tu terapia. Cuando te encuentres con situaciones estresantes puedes evocar esta paz interior inmediatamente, poniendo freno al estrés.

BAILA UN NUEVO BAILE

Las palabras e imágenes negativas llenan nuestras mentes a una edad tan temprana que necesitamos un esfuerzo consciente para cambiar más adelante esos hábitos de creencia. A veces también albergamos un sentimiento de autocompasión, creyendo que no somos lo suficientemente buenos o que no merecemos ser felices. Cuando esto sucede, tenemos que reproducir un disco diferente, aprender una nueva canción y bailar un nuevo baile.

Sharon se había criado en un hogar en el que la enfermedad mental de su madre le impedía darle mensajes de amor a Sharon, mensajes que construirían la autoestima y el amor propio. Mientras que Sharon fue finalmente capaz de comprender y perdonar a su madre, le resultaba imposible creer en su propia valía, verse a sí misma como alguien que merecía el amor. Cuando interiorizamos nuestros sentimientos negativos y tratamos de complacer a todos los demás para sentirnos valiosos, perdemos nuestra auténtica vida. Así que no me sorprendió que Sharon desarrollara un cáncer de mama a una edad temprana y se sometiera a una mastectomía seguida de quimioterapia o que la depresión que experimentó durante y después del proceso fuera casi abrumadora.

Como médico, puedo decirte que sus bajos sentimientos de autoestima amenazaban su vida más que cualquier cáncer o medicamento de quimioterapia. Un día, el terapeuta de Sharon le sugirió que hiciera una lista con sus bendiciones diarias. Cada vez que alguien se mostrara amable, debería escribirlo. Si alguien le llamaba o le enviaba una tarjeta, o incluso si un extraño le abría una puerta o le prestaba una moneda para el parquímetro, debía escribirlo sin importar cuán grande o pequeño fuera el gesto de amabilidad.

Sharon compró un diario y comenzó a hacer el seguimiento de las cosas consideradas y amables que las personas decían y hacían por ella. Cuanto más percibía los gestos de amabilidad, más positiva se sentía. También comenzó a hacer cosas buenas por los demás, a veces cuando lo sabían y muchas veces cuando no lo sabían. A medida que pasaban las semanas y los meses, Sharon llenaba página tras página, no sólo con gestos de amabilidad, sino también con todas las bendiciones que había en su vida. Dos años después de su mastectomía, con un certificado de buena salud, Sharon leyó sus diarios y se dio cuenta de lo afortunada que era, no sólo por haber recuperado su salud, sino también por lo querida que se sentía. Había adquirido un alto grado de autoestima. Sabe que cuando entra en una habitación hoy en día, la gente se alegra realmente de verla. Hacer una lista de lo positivo en lugar de centrarse en los aspectos negativos dio un giro a su vida por completo.

Los estudios han demostrado que cuando una persona se involucra en un acto de bondad hacia otra persona o un animal, tanto el donante como el receptor experimentan una cálida sensación de pertenencia causada por la liberación de endorfinas y hormonas de vinculación, sustancias químicas del bienestar que hacen que tu cuerpo quiera vivir. No sólo se benefician el donante y el receptor, sino que también lo hacen los observadores de un acto de bondad, que reciben la misma explosión química. Es como entrar con una vela encendida en una habitación oscura. La vela brilla dentro de su propia aura, pero toda la habitación recibe una parte de su luz.

ADOPTA UNA ACTITUD DIFERENTE

Si cada uno de nosotros estamos aquí en la Tierra para darle a nuestra alma una oportunidad para crecer y estar al servicio de las personas cuyas vidas han sido tocadas por la nuestra, entonces tiene sentido adoptar una actitud que nos ayude a lograr este fin. Cuando estés teniendo dificultades y te preguntes: «¿Qué voy a aprender de esta experiencia?», las cosas cambiarán para ti. Estos sentimientos y acontecimientos te llevarán a buscar alimento para ti mismo y para tu vida. Cuando ames tu vida y tu cuerpo, éste hará todo lo posible para mantenerte vivo. Otra forma de enfocar las cosas cuando estés sufriendo cualquier tipo de malestar físico, dolor o confusión emocional es preguntarte: «¿Qué tiene que cambiar para que yo pueda cambiar esta experiencia?».

A veces el cambio que necesitamos hacer implica ser emocionalmente honestos con nosotros mismos. Un buen ejemplo de la falta de honradez emocional es cuando te piden que acudas a un evento social o que asumas una nueva responsabilidad y tu mente está pensando: «No, no quiero hacerlo», pero tu boca dice: «Sí, está bien». Hay una diferencia entre la sumisión y la cortesía. Tratar de complacer a las personas puede meterte en problemas. Recuerda que, así como expresar apropiadamente la ira es beneficioso, también tienes derecho a decir que no a las cosas que no quieres hacer. Me gusta recordar que un profesor de inglés me dijo una vez: «"No" es una frase completa». Es una sensación de poder maravillosa cuando aprendes a decir que no. En vez de acudir al evento al que no deseas asistir, aprende a decir: «Gracias. No voy a asistir, pero aprecio su consideración por haberme invitado». Aprende a decir a la persona que te presiona para que asumas otro compromiso: «Gracias por preguntar, pero no. Estoy plenamente comprometido». Si te pillan en un momento de debilidad y tienes dificultades para decir no, utiliza otra táctica. Dile a la persona que necesitas pensar al respecto y que se lo harás saber. A continuación, busca a alguien con quien puedas ensayar tus respuestas. Tan pronto como puedas, llama a la otra persona o envíale un correo electrónico. No dejes que otros decidan tu vida. Tú decides lo que quieres. Deja que tu corazón te ayude a decidir.

LA RECETA DEL DOCTOR

Fíjate con qué frecuencia dices «tengo que» o «debería». Cada vez que te escuches a ti mismo usando estas palabras, repite la afirmación pero cambia «tengo que» o «debería» por «puedo». Nota lo diferente que te hace sentir cada expresión. Describe esos sentimientos en tu diario. Por ejemplo:

«Tengo que pagar las facturas» me hace sentir angustiado, presionado.
«Puedo pagar las facturas» me hace sentir agradecido, con poder.
Crea el hábito de hacer esto todos los días durante un mes y observa lo que sucede con tu punto de vista y tu estado de ánimo general. Sé consciente del lenguaje que utilices e incorpora palabras positivas en tus pensamientos y conversaciones diarias, para que el «no puedo» se convierta en «yo puedo».

Capítulo 11

Escoge la vida

Cuando tu respuesta sea «la paz mundial», encontrarás la paz interior.
Ve más allá de lo personal y escoge la vida para todos.

BERNIE S. SIEGEL

Creo que gran parte del respeto que siento hacia la vida y los seres vivos procede de la apreciación de mi padre por las cosas que son importantes: la confianza, la fe, la esperanza y el amor. Mi padre sólo tenía doce años cuando aprendió lo preciosa y lo precaria que es la vida. Perdió a su padre tras una prematura muerte por tuberculosis que dejó a mi abuela y a sus seis hijos en una situación desesperada.

La vida no es injusta, pero es difícil. Fortalecer las partes que se han quebrado no es fácil ni divertido. Constantemente somos puestos a prueba en situaciones y circunstancias tanto positivas como negativas. Y es este proceso de prueba el que nos da ánimo y nos fortalece si adoptamos actitudes y conductas que mejoren nuestra vida. Esta decisión de elegir qué es lo mejor para nuestras vidas no suele tener lugar hasta que nos encontramos a nosotros mismos afectados por un cáncer u otra enfermedad, afrontando un divorcio o experimentando algún tipo de pérdida.

Cuando nos quedamos atrapados en un modelo de vida en el que vivimos sólo para nuestros hijos o nuestro cónyuge, o incluso para la empresa que nos emplea, nos desviamos de nuestro verdadero camino. Todos tenemos que vivir nuestras vidas auténticas y únicas, no representar un papel. Conocí a una madre de nueve hijos que decía: «No puedo morir hasta que todos estén casados y fuera de casa». Cuando su noveno hijo se fue de casa veinte años más tarde, su cáncer volvió a desarrollarse y murió. En lugar de vivir por tus hijos, vive por el niño que hay dentro de ti. De este modo, cuando tus hijos se vayan de casa, no morirás porque la vida ya no tenga sentido para ti.

Uno de los milagros de la vida es que podemos elegir en cualquier momento volver a nuestro camino para cumplir nuestro propósito en ella. Puede que te preguntes: «¿Cómo lo hago?».

Esto no significa que debamos renunciar a nuestras familias y dejar de trabajar, sino que debemos encontrar un equilibrio entre hacer cosas por los demás y hacer cosas por nosotros mismos. Cuando encuentras sentido a tu vida y aprendes a decir sí a lo que te hace feliz y a decir no a las cosas que no deseas hacer, es más fácil sobrevivir. Entonces, estamos preparados para recibir menos dinero por el trabajo adecuado o para correr un riesgo y hacer algo que nos apasione.

Tienes que comenzar creyendo en ti mismo, ten fe en todas las cosas que incorporas a tu vida y, cuando estés enfermo, cree en las cosas que elijas como terapia. Tienes que estar en contacto con tus deseos internos y tu yo superior. Yo lo veo como tener al Señor adecuado y dar amor en el modo que elijas. Tu objetivo es, pues, vivir una vida curada en lugar de evitar la muerte.

Karen y su esposo tenían carreras profesionales con altos salarios en la industria financiera hasta que su marido, que tan sólo tenía unos cuarenta años, enfermó con un así llamado cáncer terminal. Solicitaron la jubilación anticipada, vendieron su apartamento, compraron un terreno y comenzaron una granja de bayas. Era algo de lo que habían hablado que haría cuando se retiraran, pero después del tratamiento del cáncer decidieron que era ahora o nunca. Quince años más tarde, Karen y su esposo dirigen una granja de bayas con éxito y venden sus conservas y marinadas de bayas por todo el mundo. Al correr un riesgo en un acto de fe, se demostraron a sí mismos que cuando vives con tu corazón, los milagros suceden.

A menudo recuerdo el mensaje bíblico que dice que cuando la vida (y el bien) y la muerte (y el mal) se colocan ante nosotros, hemos de elegir la vida. Esto no quiere decir que simplemente debemos tratar de no morir. Deberíamos elegir vivir una existencia con sentido que nos involucre en una manifestación de amor por nosotros mismos y por los demás. Cuando vivimos de esa manera, nuestros cuerpos saben que amamos la vida y hacen todo lo posible para sustentarnos, curan nuestras aflicciones y heridas y nos mantienen sanos física y mentalmente. Recuerda, como he dicho antes, tus pensamientos y sentimientos crean tu química interna. Uno de mis pacientes, un paisajista que estaba a punto de jubilarse, rechazó el tratamiento para su cáncer después de la cirugía porque era primavera y quería ir a casa y hacer el mundo hermoso antes de morir. Vivió hasta los noventa y cuatro años y se convirtió en mi maestro sobre lo que significa elegir la vida y no centrarse en lo que es bueno sólo para ti.

Ahora sabemos por estudios científicos cómo las emociones y la personalidad de uno afectan a las tasas de supervivencia. Entendemos que las cosas simples como la risa afectan a la supervivencia de pacientes con cáncer y que el aislamiento y la soledad sin sentido afectan a los genes que controlan la función inmune. También creo que hay otros factores que nos *ayudan,* y son mayores de lo que podamos imaginar. Algunos los llaman milagros, suerte, serendipia o simplemente estar en el lugar correcto en el momento adecuado. Cuando todo encaja y se dan aparentes coincidencias con perfecta coordinación, esta sincronización de acontecimientos sugiere que hay una inteligencia afectuosa que está más allá de nuestra capacidad de entender pero no más allá de nuestra capacidad de experimentar. Conozco a personas que han dejado sus problemas en manos de Dios y se han curado de cáncer.

No tienes que esperar a estar enfermo y que tu existencia se vea amenazada para empezar a vivir tu vida auténtica con confianza y fe. Escuchar a tu intuición y actuar en consecuencia te traerá regalos inesperados en cualquier momento de tu vida.

Fue en 1997 cuando William y Danielle de Laguna Hills, California, se enteraron de que estaban esperando su primer hijo. Danielle creía que las actitudes que adoptara durante el embarazo afectarían al niño y por eso decidió mantener una actitud positiva y prestar atención a sus instintos. Mientras elegía un ginecólogo y obstetra de las prácticas obstétricas de Laguna Hills, Danielle consultó la lista de médicos disponibles y su dedo se detuvo en un tal doctor Blake Spring (nombre cambiado para proteger la confidencialidad). «Sé que parece una locura», le confesó a William. «Pero tengo un sentimiento muy fuerte hacia este médico, algo me dice que es el más adecuado para nosotros».

«Cuando tu mujer toma una decisión así, sobre todo cuando está embarazada», me dijo William, «lo mejor es apoyarla».

Danielle llamó a la consulta del doctor y concertó una cita. Antes de su primera visita con el doctor Spring, buscó en el cajón su historial médico y encontró el certificado de nacimiento de William. Se sorprendió al ver que el médico asistente que firmó el certificado de nacimiento de William en el año 1974 también fue un tal doctor Blake Spring, pero en un hospital diferente.

Cuando Danielle y William fueron a su primera consulta en el Centro Médico Saddleback Memorial, le entregaron el certificado de nacimiento de William al doctor Spring y le preguntaron si ésa era su firma. «Sin duda, lo es», dijo con una sonrisa. «El Hospital Riverside fue donde hice mis prácticas de obstetricia y ginecología. Usted fue uno de los primeros bebés a los que asistí en el parto». Danielle sintió que era un buen augurio que el médico que ayudó a su marido a venir a este mundo ahora hiciera lo mismo con su primer bebé.

Meses más tarde Danielle dio a luz a un bebé sano, sin haber experimentado complicaciones durante el embarazo ni durante el parto. La madre de William fue y estaba encantada de volver a encontrarse con el médico que había asistido el parto de su hijo. Todo el mundo estuvo de acuerdo después en que el parto y el alumbramiento de Danielle parecía una feliz reunión familiar. Desde el principio la pareja se sintió como si una mano superior les hubiera estado dirigiendo paso a paso en el camino. Al escuchar a su intuición, Danielle y William habían permitido que la sincronización pudiera desempeñar su función armónica en el nacimiento lleno de alegría de su primer hijo.

Danielle estaba motivada para seguir siendo positiva porque lo estaba haciendo por su bebé. Pero también podemos hacerlo por nosotros mismos. Una vez, cuando estaba preocupado por las circunstancias difíciles en las que me encontraba, llamé por teléfono a una amiga y me pregunté: «Bernie, ¿te disgustas cuando tienes hambre?».

«No, busco algo para comer», le dije.

Entonces me dijo que me preguntara a mí mismo: «¿Qué alimento necesito? ¿Qué puedo hacer con mi vida para deshacerme de los sentimientos que no me gustan en esta situación o en este momento?». Estas preguntas son poderosas porque te hacen detenerte y pensar sobre tu vida: «¿Qué necesito cambiar o traer a mi vida? ¿Cómo convertir esta maldición con la que estoy viviendo en una bendición?». Cuando utilizas cualquier aflicción que tengas y aprendes de ella, el reto se convierte en tu maestro. Cambia tu actitud hacia él, así que incluso si algo no se puede curar, tú todavía puedes sanarte y ser un maestro para otros que tengan el mismo problema. Algunas personas describen su maldición como el catalizador para un nuevo comienzo, una llamada de atención o una bendición encubierta.

Los animales que pierden una parte del cuerpo no se esconden en un rincón porque no parezcan normales. Pero las personas que están desfiguradas o gravemente heridas a menudo experimentan ira y vergüenza, pensando que ya no son bellas o funcionales. Esta forma de pensar es errónea, pero las personas pueden cambiar su forma de pensar.

Hace varios años conocí a una mujer que había nacido sin brazos ya que su madre había tomado el medicamento talidomida para las náuseas durante el embarazo. Cuando vi a esta mujer en una cafetería usando los pies para poner los platos en su bandeja y la gente llevándosela a la mesa, fui a sentarme con ella. Le dije: «Me gustaría aprender de ti, de tu actitud, de tu forma de afrontar las dificultades de la vida, y más».

Ella dijo: «Dame el bolígrafo», y escribió toda su información de contacto con un bolígrafo entre los dedos del pie.

A pesar de que yo no podía curarla y ella no podía curarse a sí misma, ya estaba curada. Ella era un regalo para los demás y una maestra para mí. Ella, al igual que Helen Keller, se convirtió en mi consejera. No permanecía sentada en casa sintiendo amargura o resentimiento hacia sus padres y hacia Dios, diciendo: «Mirad lo que me han hecho». No, ella eligió la vida y aprendió lo que podía hacer con el cuerpo que tenía.

Cuando decides centrarte en buscar soluciones en lugar de centrarte en el problema, bajo cualquier circunstancia, la vida mejora tanto para ti como para los demás. No es una elección egoísta y te ayuda a buscar alimento.

Es fácil decirle a la gente que elija la vida. Pero, ¿cómo saber cuándo algo es la elección correcta o es la voluntad de Dios para nosotros? Cuando le preguntaron a una monja católica cómo sabía cuál era la voluntad de Dios, respondió: «Yo sé cuál no es la voluntad de Dios. Cuando me encuentro empujando un guisante cuesta arriba con mi nariz y el guisante no cesa de rodar colina abajo, ésa no es la voluntad de Dios».

La respuesta de mi madre a esa pregunta era más directa. Siempre decía: «Haz lo que te vaya a hacer feliz». Diciéndome esto me enseñó a estar en contacto con mis sentimientos.

Una vez pregunté a un grupo de personas: «Si tuvierais sólo quince minutos para vivir, ¿qué haríais?». Hubo todo tipo de respuestas, desde jugar al golf y trabajar en el jardín a llamar a sus seres queridos y demás. Cuando nuestro hijo dijo: «Compraría un litro de helado de chocolate y me lo comería», le dije: «No tengo que preocuparme por ti; estás iluminado».

Entonces alguien añadió: «Espera un momento; no te ha gustado mi respuesta pero, ¿y si lo que elegí hacer es mi equivalente al helado de chocolate?».

Es justo, pensé. Así que ahora le digo a la gente: «Encontrad vuestro helado de chocolate». Busca lo que te haga perder la noción del tiempo. Ése es el estado más saludable en el que jamás podrás estar. Lo sé por mi propia experiencia personal. No eres consciente de tu cuerpo en absoluto; estás libre de dolor y de enfermedades porque estás haciendo algo creativo. Me di cuenta de que podía aguantar en la sala de operaciones durante horas, incluso con una lesión en la espalda y no tenía ningún problema; podía pintar un retrato de pie delante de un caballete y no ser consciente de mi espalda. Pero cuando esas actividades terminaban, yo estaba o bien en el suelo o en el sofá porque en cualquier otro lugar sentía demasiado dolor.

Cuando estás haciendo algo que te gusta, la química de tu cuerpo cambia: tu cuerpo capta enseguida el mensaje. Tengo otra historia que ilustra lo bien que funciona esto. Bath, en Inglaterra, no es sólo un destino popular para los turistas, sino que también cuenta con un importante centro de investigación de la artritis en el Hospital Real Nacional de Enfermedades Reumáticas. Hace años una amiga mía era la dueña de una tienda de regalos cerca del hospital. Un día, después de regresar de un viaje de compras, creó un escaparate con una gran selección de figuras de vidrio soplado. Como me dijo después en una nota:

> Coloqué todos los cuencos, jarras, platos y jarrones de color verde, turquesa, azul y cian, hasta llenar todo el escaparate. Cuando encendía los focos y la luz brillaba a través del color del vidrio, parecía una ola del mar tropical, con los colores más profundos en la parte inferior y los más claros en la parte superior. Cuando terminé el escaparate, una señora con un bastón se detuvo para contemplarlo. Me gustaba porque parecía estar disfrutando de mi trabajo creativo, pero

media hora más tarde, seguía allí de pie mirando y empecé a preguntarme si le sucedía algo. Salí y le pregunté si estaba bien. Entonces me dijo que llevaba muchos años sufriendo dolor crónico a causa de una artritis reumatoide, pero mientras miraba los hermosos verdes y azules, el tiempo se había detenido y el dolor la había abandonado totalmente. Dijo que no se había sentido tan bien en años. Nunca olvidaré la expresión de paz en su rostro.

Al ser agradecida y alimentar su alma con algo hermoso, esta mujer le dio a su cuerpo lo que necesitaba. El tiempo ya no tenía ningún significado. Eligió vivir su vida, en lugar de vivir y ser su enfermedad y, al hacerlo, encontró alivio para el dolor.

Hace décadas, antes de que las grabadoras estuvieran permitidas en el quirófano, llevaba una para poner música, ya que ayudaba a mis pacientes a relajarse. Elegía algo que me hiciera sentir mejor a mí también. Al principio el personal decía: «Ésa no es la política del hospital; es un peligro tenerla cerca de todos los gases anestésicos explosivos», pero cuando todo el mundo empezó a sentirse mejor al escuchar la música relajante, dejaron de protestar. Hoy tenemos estudios que verifican los beneficios de la música: acorta el tiempo necesario para la cirugía, los pacientes requieren menos anestesia y padecen menos dolor postoperatorio.

Mi receta para elegir la vida y encontrar tu verdadero camino es utilizar el amor como motivación e inspiración. Así que haz lo que te gusta y encuentra tu propia forma de contribuir con tu amor al mundo. Permanece con quien te acepte como eres. Acepta a quienes conozcas. El amor es ciego porque no ve defectos en los demás. También nos ayuda a curar las diferencias del pasado y mantener relaciones saludables. Me gusta la siguiente oración: «Dios mío, enséñame a tratar a la gente hoy del modo en que espero que me tratarás mañana». La actitud que se busca en esta oración nos enseña un comportamiento para mejorar nuestra vida.

Una vez escuché a un monje franciscano contar una vieja historia sobre san Francisco y su alumno, el hermano Leon. Era un duro invierno en las colinas de Italia y habían estado haciendo un largo viaje a pie. Mientras caminaban en silencio, meditaban sobre su lectura de la mañana, una meditación sobre el secreto para lograr la alegría perfecta. El hermano Leo se volvió hacia Francisco y le preguntó: «¿Cuál es el secreto de la alegría perfecta?».

Después de explicar que las personas piensan que los acontecimientos agradables o esclarecedores les ayudarán a encontrar la alegría, sólo para descubrir que no lo hacen, san Francisco señaló el amplio valle nevado y dijo: «Supongamos que vamos a aquel monasterio a través del campo y le decimos al guardián lo cansados que estamos y el frío que tenemos. Imagina que nos llama vagabundos y nos golpea y nos deja fuera en la noche invernal. Entonces, si podemos decirle con amor en nuestros corazones: "Te bendigo en el nombre de Jesús", sólo entonces habremos encontrado el secreto de la perfecta alegría».

Si dejas de lado las expectativas y resentimientos y aceptas lo que venga simplemente como el siguiente paso en tu camino, te alejarás del sufrimiento y de la enfermedad y caminarás con salud y en paz. Cuando puedas amar a quien no se hace querer y perdonar lo imperdonable, serás libre.

A veces las elecciones que hacen otras personas pueden tener un notable efecto sobre nosotros, sobre todo cuando esas elecciones se hacen con amor. Una paciente solía vomitar después de su quimioterapia, así que cuando ella y su esposo llegaban al coche, él le daba una bolsa en la que podía vomitar mientras la llevaba a casa. Un día, en nuestro grupo de apoyo, no dejaba de sonreír. Cuando le pregunté por qué, ella dijo: «Mi marido me dio la bolsa y, cuando la abrí, descubrí que había colocado una docena de rosas en el interior». Nunca tuvo que volver a vomitar después de su terapia.

Elegir la vida es una elección consciente. No se trata de la suerte de un sorteo, sino que es la decisión consciente de pensar y comportarse de tal manera que la mente y el cuerpo no estén en conflicto. Una de mis pacientes no sufría efectos secundarios por la radiación y el radioterapeuta pensaba que su máquina no funcionaba bien, hasta que vio mi nombre en su informe. Me dijo que fue entonces cuando se dio cuenta: «Éste es uno de los pacientes locos de Siegel». Cuando le preguntó por qué no tenía efectos secundarios, ella le dijo: «Me aparto del camino y dejo que la radiación vaya a mi tumor».

He mencionado a pacientes que dejaron sus problemas en manos de Dios y cuyos cánceres desaparecieron. Esto fue debido al estado de paz, tranquilidad y amor que habían alcanzado. Se llama curación autoinducida y no es una remisión espontánea. Las características de la personalidad y nuestro potencial para sobrevivir son inseparables. En un estudio que utilizó perfiles de personalidad, el psicólogo Bruno Klopfer predijo correctamente diecinueve de veinticuatro veces qué pacientes tendrían cánceres de crecimiento rápido y cuáles tendrían cánceres que crecerían lentamente.[1]

Animo a los profesionales de la salud a aprender sobre el comportamiento de supervivencia de pacientes excepcionales preguntándoles por qué no murieron, en lugar de decir lo que los médicos tienden a decir, que es: «Lo estás haciendo muy bien. Sea lo que sea lo que estás haciendo, sigue así». Esos médicos no aprenden nada de estos pacientes que puedan transmitir a otros pacientes. Es de vital importancia para los profesionales de la salud enseñar y recordar a los pacientes su potencial.

También le recuerdo a la gente que las relaciones nos mantienen vivos y que es necesario fomentar una buena relación con nuestro yo, para que cuando estemos a solas no nos sintamos solos. Como pacientes tenemos la responsabilidad de encargarnos de nuestro cuerpo y nuestros cuidados. Eso significa que tenemos que enseñar a nuestro médico y profesionales de la salud lo que los pacientes están experimentando. Cuando tu médico no entienda tu punto de vista, díselo y enséñaselo. Si te escucha y se disculpa, sigue con él y ayúdale a aprender de tu experiencia. Si se excusa o te culpa, busca otro médico. Éste es otro ejemplo de cómo elegir la vida. Ser una víctima sumisa y un «buen» paciente no es un comportamiento de supervivencia. Tú quieres que te conozcan como una persona y no como una enfermedad o un número de habitación de hospital.

Nuestro Creador incorporó mecanismos de supervivencia en todos los seres vivos, por lo que podemos curar heridas, alterar nuestros genes y superar diversas enfermedades. Los seres vivos fueron diseñados para vivir. Así que mantente vivo. Ama tu vida y tu cuerpo y puede que sucedan cosas increíbles.

LA RECETA DEL DOCTOR

Haz el Test de Personalidad inmunocompetente, basado en la investigación del doctor George Salomon:

1. ¿Tengo una sensación de propósito en mi trabajo, mis actividades diarias, mi familia y mis relaciones?
2. ¿Soy capaz de expresar la ira adecuadamente en mi propia defensa?
3. ¿Soy capaz de pedir apoyo a amigos y familiares cuando me siento solo o tengo problemas?
4. ¿Soy capaz de pedir favores a amigos o familiares cuando los necesito?
5. ¿Soy capaz de decir que no a alguien que me pide un favor si no puedo hacerlo o no tengo ganas de hacerlo?
6. ¿Me involucro en comportamientos relacionados con la salud basados en mis propias necesidades autodefinidas y no en las recetas o ideas de otra persona?
7. ¿Tengo suficiente juego en mi vida?
8. ¿Me siento deprimido durante largos períodos de tiempo en los cuales me siento sin esperanzas de cambiar alguna vez las condiciones que me hacen estar deprimido?
9. ¿Estoy diligentemente representando un papel prescrito en mi vida en detrimento de mis propias necesidades?

Respuestas:
Si has contestado sí a las preguntas de la 1 a la 7, y no a las preguntas 8 y 9, tienes una personalidad inmunocompetente que te ayuda a mantenerte sano para superar una enfermedad y te enfrentas a los retos cuando se presentan. Si has contestado que no a las primeras siete preguntas y que sí a las dos últimas, tienes que prestar atención a tu comportamiento y renacer. La mayoría de las personas que hagan este test averiguarán que, por lo menos, tienen un poco de espacio para el crecimiento. Cuando esto suceda, trata de adoptar nuevas actitudes y comportamientos que te ayudarán a crear una nueva persona y no te limites. Incluso te recomiendo elegir un nombre nuevo para este nuevo tú.

Tres adiciones de Siegel al Test de Personalidad inmunocompetente:

1. Te llevo a cenar. ¿Dónde quieres ir?
2. ¿Qué le enseñarías al público para mostrar la belleza y el significado de la vida?
3. ¿Cómo te presentarías a Dios?

Respuestas:
1. Tu respuesta debería referirse a *tus* sentimientos, no a lo que cuesta la comida o a las preferencias culinarias de la otra persona. Debes estar dispuesto a aceptar el regalo sin responder: «¿Tú qué quieres?».
2. Un espejo.
3. Respondiendo «Eres tú» o «Tu hijo está aquí». La mejor respuesta que Dios ha oído de un estudiante de secundaria fue: «Dile a Dios que su sustituto está aquí».

Puedes encontrar la versión en línea de este test en mi sitio web en http://berniesiegelmd.com/resources/organizations-websites/immune-competent-personalidad-test/

Capítulo 12

Transiciones al final de la vida

*Si en verdad contemplaras el espíritu de la muerte,
abre tu corazón al cuerpo de la vida.
Pues la vida y la muerte son uno, así como el río y el mar son uno.*

KAHLIL GIBRAN[1]

He llegado a comprender que soy como el agua. Así como las corrientes de agua encuentran su camino por encima y alrededor de los obstáculos para reunirse con el mar de la vida, yo encuentro mi camino en la vida y fluyo con ella; y cuando me convierta en vapor o niebla, regresaré a la tierra en forma de lluvia y volveré a nacer de nuevo. Entonces, si aprendo lo que he venido a aprender, ayudaré a enseñar a otros cómo ser cocreadores de un mundo lleno de fe, esperanza y amor hacia todas las cosas.

Cada vida es como una vela y la longitud de la vela no depende de nuestra edad, sino de lo que estamos programados para hacer en este planeta. Nuestra tarea mientras estamos aquí es iluminar el camino para nosotros mismos y para los demás, no preocuparnos por la cantidad de tiempo que nos queda, sino llevar a cabo la tarea. Tenemos que consumirnos, en lugar de apagarnos antes de tiempo. Como dijo

George Bernard Shaw: «La vida no es una pequeña vela para mí, es una especie de antorcha espléndida que he sostenido un momento, y quiero para hacer que se queme con tanta intensidad como sea posible antes de entregarla a las generaciones futuras».[2]

Cuando una persona desarrolla una enfermedad potencialmente mortal como el cáncer, los miembros de la familia también se ven afectados por la experiencia, para la que rara vez están preparados. No sólo deben lidiar con el dolor de la expectativa de la pérdida, sino que también se enfrentarán con el cuidado de la persona moribunda mientras se somete al tratamiento, una persona cuyas necesidades pueden imponer exigencias en muchos niveles. A menos que la familia ya haya vivido y aprendido de una pérdida anterior, este período de transición no es algo para lo que puedas prepararte, en el sentido de que tus sentimientos y experiencias sucederán cuando sucedan y no antes.

Las responsabilidades financieras, los cambios de rol y la demanda de energía física, mental y emocional tienen el potencial de llegar a ser abrumadoras en este momento. Puede parecer que las personas que se ocupan de la enfermedad en la familia sólo en un nivel racional lo estén afrontando bien, pero están haciendo caso omiso de sus propios sentimientos y necesidades que pueden llevarles a caer también enfermos. Las estadísticas muestran que las personas que cuidan a enfermos crónicos o pacientes con enfermedades terminales sucumben con frecuencia a la enfermedad o la muerte antes o poco después de morir el paciente, ya que dejan de tener en cuenta sus propias necesidades físicas y emocionales.

El cuidado personal tiene que ser una prioridad y puede suceder de muchas maneras. Aceptar la ayuda de los demás, descansar, unirse a grupos de apoyo, disfrutar de clubes de la risa o películas divertidas, comer bien, mantener el modo de escuchar la voz interior, hablar con Dios y dejar que él nos hable: éstas son todas las medidas de salvamento que ayudan a las personas a través de las etapas de dejar ir a sus seres queridos mientras cuidan de ellos tanto tiempo como vivan. La canción «Rock Me to Sleep», escrita por Tom Hunter y que he mencionado en el capítulo 9, lo dice en el estribillo: «Esta noche me gustaría que me mecieras para dormir; me gustaría que me cantaras una canción; estoy cansado de hacer las cosas por mí mismo, y estoy cansado de ser tan fuerte».[3] Cuidar de ti mismo emana del amor propio, porque si no te valoras la experiencia será autodestructiva y no mejorará la vida de ninguna persona involucrada.

Lo más importante que deben recordar los cuidadores es buscar ayuda antes de que sea demasiado tarde. No tienes que fortalecer tus zonas frágiles. Puedes aprender cómo manejar los elementos difíciles de la vida al igual que un árbol sobrevive a los cambios de clima. Cuando un paciente está haciendo terapias creativas para hacer frente a su enfermedad, los miembros de la familia pueden hacer lo mismo, beneficiarse tanto como el paciente lo hace trabajando con su propio inconsciente a través del uso de imágenes, dibujos y otras formas de expresión creativa, como reproducir música o escribir un diario. Ayuda a los miembros de la familia a identificar lo que temen y cómo se sienten para que puedan buscar ayuda a través del asesoramiento para lidiar con la pena o grupos de apoyo. Los centros de acogida también proporcionan apoyo a los miembros de la familia, incluyendo asesoramiento durante un máximo de un año tras la muerte del paciente y muchas religiones e Iglesias organizadas ofrecen una ayuda similar.

Cuando un enfermo terminal está trabajando con dibujos y su cuerpo ya no le parece un lugar agradable en el que estar o su voluntad de vivir ya no existe, a menudo dibujará su inminente muerte sin darse cuenta de ello. Ésta puede adoptar la forma de una mariposa de color púrpura o de un globo elevándose hacia el cielo. Otro indicio puede ser que, durante un período de tiempo, sus dibujos muestren colores más ligeros y difuminados, lo que alerta a la familia de que puede ser el momento para hablar de ello.

Los familiares pueden sentirse incómodos al hablar con la persona que está a punto de morir sobre el final de la vida y el después, pero puede ser muy útil para ambos si lo hacen. Inicia un diálogo haciéndole al paciente preguntas como: «¿Qué estás pensando?» y «¿Cómo te sientes?». Está bien sacar el tema. Si el paciente no quiere hablar de ello, te cortará. La imaginería creativa también se puede utilizar para iniciar el diálogo. Pedirle al paciente que cierre los ojos e imagine cómo se sentiría en una habitación totalmente blanca por lo general genera una respuesta positiva por parte de aquellos que necesitan un descanso o están listos para una transición espiritual. Los que no están preparados para morir se aburren con la imagen de paredes blancas y quieren salir de esa habitación o decorarla.

Hablar acerca de tus propias necesidades y sentimientos con respecto a la próxima transición también es apropiado cuando el paciente está dispuesto a escuchar. Puedes hablar de tus necesidades y ver si él habla de las suyas, y si lo hace, terminaréis aconsejándoos y ayudándoos mutuamente. Cuando los familiares superan su miedo a hablar del futuro con la persona que se está muriendo y esa persona está preparada para hablar de ello, pueden suceder cosas maravillosas. Es en estos momentos cuando se crea nuestra inmortalidad.

Hace unos años Will vivía en una casa de acogida para enfermos de SIDA en Sacramento, cuando sus sistemas corporales comenzaron a cerrarse. Mi amiga Jean, una asesora para lidiar con la pena voluntaria del hospicio, sugirió al hermano de Will que era el momento de hacerle a Will cualquier pregunta que pudiera tener, del tipo: «¿Cómo voy a saber que estás bien después de que te hayas ido?» y «¿Cómo sabré cuando estás conmigo?».

Dos semanas más tarde, mientras Jean se preparaba para ir a la ceremonia conmemorativa de Will y al funeral, escuchó a alguien en su puerta pero cuando la abrió no había nadie. En la puerta se encontró con tres plumas de la cola de un arrendajo azul. Jean las recogió y las metió en su bolso después de admirar las sorprendentemente perfectas plumas azules. Mientras conducía hacia la iglesia, encendió la radio y sonaba una sinfonía que nunca había escuchado. Tenía una hermosa melodía y una ligereza juguetona que alivió sus sentimientos de tristeza por la muerte de Will. Cuando la pieza terminó de sonar, el locutor dijo que la sinfonía, de Ottorino Respighi, se titulaba *Los pájaros*.

Más tarde, cuando terminó el funeral, el hermano de Will se acercó a Jean. «Gracias por tus consejos», dijo. «El día que hablaste con nosotros le pregunté a mi hermano cómo sabría cuando estaría conmigo después de que muriese y él me dijo que enviaría un pájaro, un hermoso pájaro de un vivo color azul. Incluso se rio y dijo que iba a hacer que el pájaro hablara conmigo. Esta mañana, cuando me dirigía hacia mi coche, un arrendajo azul aterrizó a mis pies, comenzó a batir sus alas y chilló, así que no había manera de que pudiera ignorarlo. De repente recordé la promesa de Will de enviarme un pájaro de un vivo color azul que hablara y, en el momento en que me di cuenta de que era Will, salió volando. He sentido su presencia conmigo desde entonces».

Jean sacó las plumas de su bolso y se las dio al hermano de Will. Entonces le contó lo del ruido en la puerta y la sinfonía en la radio. Mientras estaban allí hablando, la madre de Will se acercó sosteniendo un gran ramo de lirios de color azul fuerte. Las flores eran del mismo tono azul que las plumas de la cola del arrendajo. «No sé quién ha enviado esto», dijo. «Justo cuando salíamos, la furgoneta de una floristería se detuvo delante de casa y me entregaron este ramo. Se olvidaron de incluir una tarjeta».

El hermano de Will intercambió miradas con Jean. «Son de Will», le dijo a su madre. «Nos está diciendo que está bien».

Si eres escéptico, permíteme compartir algunas de mis experiencias personales y lo que finalmente convenció a un científico escéptico como yo de que la conciencia no deja de existir a pesar de que el cuerpo de una persona haya muerto. Cuando hablaba para grupos de apoyo para padres cuyos hijos habían muerto, oí muchas historias que no se sentían seguros de compartir con la mayoría de personas.

Una de ellas me la contó una mujer cuyo hijo había muerto. Su pájaro favorito era la gaviota. Ella dijo: «Yo iba conduciendo por la avenida un invierno cuando una gaviota aterrizó en la carretera delante de mí. Podía oír a mi hijo diciendo: "Mamá, más despacio". Me detuve y la gaviota se fue volando. Empecé poco a poco a avanzar de nuevo y, cuando entré en una curva en la carretera, había una capa de hielo. Muchos coches ya habían chocado unos con otros después de patinar en el hielo. Si yo no hubiera reducido la velocidad cuando escuché la voz de mi hijo, habría patinado y chocado también con ellos».

Un padre me habló de su hijo que había muerto y que amaba las mariposas. El verano después de la muerte de su hijo, el padre estaba caminando por el bosque cerca de su casa de Connecticut, cuando una hermosa y enorme mariposa comenzó a seguirle allá donde iba. Él sintió que era su hijo, que volvía para ayudarle a lidiar con su dolor. Cuando llegó a casa buscó en los libros de su hijo para identificar la mariposa que lo siguió, y averiguó que esa especie existía sólo en América del Sur.

En una reunión de nuestro grupo de apoyo, una mujer mencionó que su hija había sido asesinada. Quiso compartir ese hecho porque ella sentía que estaba relacionado con haberse puesto enferma. Luego continuó diciendo que su hija amaba los pájaros, y que en la boda al aire libre de su hermana pequeña un pájaro se había posado en el árbol e interrumpió la boda con su alto reclamo. Todo el mundo en la boda le dijo: «Tu hija está aquí». Cuando terminó de contarnos la historia, un pájaro entró volando por la ventana abierta, y obviamente reaccionamos como lo habían hecho en la boda. En todos los años que habíamos estado en esa habitación, ningún pájaro se había posado en el alféizar de la ventana, ni mucho menos entrado en la habitación.

Varias veces, mientras he estado dando una conferencia, han volado insectos alrededor de mi cabeza rapada mientras yo estaba hablando en el escenario. Por lo general, los aparto con la mano una vez para ver cuáles son sus intenciones. Si se quedan, sé que están buscando un lugar cálido y amoroso para aterrizar y renovarse. Le explico esto al público para que no se distraiga con los insectos en mi cabeza rapada mientras sigo hablando. Cuando el insecto es una avispa el público se preocupa, pero por mi comunicación con la avispa, sé que no tengo nada que temer. He aprendido a escuchar lo que tienen que decir, a pesar de que no hablen con palabras. Yo capto sus pensamientos y ellos captan los míos cuando puedo mantener mi mente tranquila y libre de turbulencias, como un estanque en calma.

Muestro diapositivas en mis conferencias y una es una imagen de una mariposa sobre el hombro de mi esposa. Hace años, una paciente mía fue a la isla de Kauai en Hawái para morir porque su madre vivía allí y quería sanar la relación con ella antes de fallecer. Varios años más tarde me invitaron a presentar y a hablar en un taller en Kauai.

Durante nuestra estancia en la isla, Bobbie y yo fuimos de compras y, mientras entrábamos en una tienda, Bobbie vio una mariposa tigre cola de golondrina atrapada en una gran lámpara de araña. Parecía confundida por todas las luces. El respeto de Bobbie por la vida hizo que sintiera la necesidad de rescatarla, así que se subió al mostrador y le tendió la mano a la mariposa. Voló hacia su palma y se bajó del mostrador. Salimos fuera para liberarla, pero no se iba. Si la apartábamos de un hombro, volaba hacia el otro o hacia su mano. Así que dejamos de tratar de apartarla y le permitimos que nos acompañara.

Esa noche le dije: «Bobbie, tienes que dejar que la mariposa se vaya. La aplastaremos si nos la llevamos a la cama con nosotros». Salió al porche, regresó y dijo: «La he apartado de mi hombro». Le dije: «Cariño, ahora está sobre tu otro hombro». Al final preparamos un plato de agua dulce sobre la encimera de la cocina y la mariposa se posó en el borde del plato durante la noche.

Al día siguiente, después del desayuno, se posó sobre Bobbie de nuevo. La metí en una bolsa de papel y nos la llevamos al taller al aire libre con la idea de usarla como parte de mi charla sobre la transformación y de que la vida es una serie de principios y no de finales. Después de hablar del simbolismo de la mariposa que se libera del capullo de la oruga, abrí la bolsa y dejé salir a nuestra mariposa para demostrarlo. Pasó el día sobrevolándonos y no se fue hasta que el taller finalizó. Esa mariposa había pasado catorce horas con mi esposa, sin contar el tiempo transcurrido en el taller. ¿Por qué? ¿Quién era? Mi respuesta es que representaba el espíritu y la conciencia de mi paciente, y ésa era su manera de darme las gracias y decirme adiós.

Una mujer me escribió preguntando cómo hacer frente a su dolor por la muerte de sus padres. Decía que no podía acostumbrarse al hecho de que ya no estuvieran allí. Todavía tenía el número de su madre en su teléfono y lo único que quería hacer era llamarla de nuevo y decirle todas las cosas que nunca le dijo.

Le respondí sugiriéndole que leyera mi libro *Buddy's Candle* y se enterara de lo que sus padres querían para ella. La historia ayuda a las personas a darse cuenta de que la conciencia no muere y aún podemos hablar con nuestros padres. Es posible que los escuches responderte, puede que tengas un sueño en el que hablan contigo o puede ser que encuentres cosas significativas en la casa y en el jardín que hagan que te des cuenta de que están contigo. Tus seres queridos no quieren que sufras el duelo y disminuya la alegría en tu vida. Quieren que disfrutes el día y que tus lágrimas no apaguen su vela celeste de la vida.

Yo experimenté los mismos sentimientos que esta mujer y sí, solía marcar el número de mi madre con ganas de decirle algo y olvidar que había muerto. Pero ahora tengo un retrato de mis padres en el recibidor y su foto de protector de pantalla de mi equipo, así que están siempre conmigo. Tú también puedes crear santuarios similares en algún lugar de tu casa.

Los niños y adolescentes que sufren la pérdida de un progenitor necesitan ayuda para lidiar con su dolor. Un adolescente parecía estar sobrellevando la pérdida de su padre. Su madre dependía de él para cuidar de los otros niños y él nunca la había decepcionado. Un año después de la muerte de su padre, sin embargo, comenzó repentinamente a reaccionar y a faltar a la escuela. Sus calificaciones se vieron afectadas y dejó de participar en sus deportes favoritos. Sospechando que era una reacción tardía a la pérdida de su padre, la madre del niño lo inscribió en un grupo de terapia para lidiar con la pena para adolescentes. Escuchaban música, hacían dibujos y hablaban de sus sentimientos. El muchacho nunca hablaba mucho en el grupo hasta un día en que los otros chicos le animaron a hacerlo. Le preguntaron qué guardaba dentro, porque siempre parecía estar muy enojado con ellos y no se abría.

El chico finalmente les contó que alrededor de un año después de la muerte de su padre, había recogido el correo y había un folleto de su iglesia. En la parte posterior había una lista de los miembros de la junta de la iglesia, uno de los cuales había sido su padre, pero alguien había tachado su nombre con un rotulador negro. «Cuando vi esa marca negra sobre el nombre de papá, me di cuenta realmente de que estaba muerto», dijo el adolescente mientras las lágrimas comenzaban a rodar por sus mejillas. «Estaba muy enfadado. Después de todo lo que papá había hecho por la iglesia, alguien había cogido un rotulador y había tachado su nombre como si no importara, como si nunca hubiera existido». Los otros chicos escucharon en silencio y no trataron de impedir que llorase, pues habían aprendido que las lágrimas de sanación eran lo que necesitaba. Desde entonces, cuando hablaban con él, parecía mucho más relajado y listo para unirse al grupo. Ése fue el comienzo de su viaje a través del dolor, y su madre informó de que su actitud mejoró y sus calificaciones en la escuela volvieron a subir de nuevo.

Cuando pierdas a alguien, celebra tu amor por él/ella y el suyo por ti. Mantén el diálogo abierto sobre la persona que ha muerto, sobre todo con tus hijos, para que no piensen que su ser querido ha sido olvidado o que han tachado su nombre. Recuerda a los niños que la persona está perfectamente otra vez y que todavía pueden compartir sus pensamientos y sentimientos con ella; el espíritu del ser querido lo sabrá. La única cosa en esta vida que es inmortal es el amor, y el amor es tu puente hacia ese individuo para siempre.

No tengo ningún problema en compartir contigo que he oído las voces de pacientes y familiares fallecidos que me hablan. También ha habido médiums que me han transmitido mensajes de mis pacientes y familiares fallecidos y, al hacerlo, han utilizado los nombres y las expresiones características que usaban esos individuos al hablar.

Una última historia personal: Elisabeth Kübler-Ross, como ya he mencionado, era una muy buena amiga y maestra. Ella hizo que empezara a hablar con los espíritus y eso me dio el valor de decirle en el quirófano a un paciente cuyo corazón se había detenido: «No es tu momento todavía. Vuelve». Su corazón empezó a latir de nuevo y sobrevivió.

Después de la muerte de mis padres, mi amiga mística, que no conoce a mi familia en absoluto, me llamó y me dijo: «Tus padres están juntos de nuevo y son muy felices. Les está guiando una señora a la que le gusta el chocolate y los cigarrillos. ¿Sabes quién es?». Antes de que pudiera responder, dijo: «Es Elisabeth Kübler-Ross. Ella está guiando a tus padres».

Así que vive y aprende de tu experiencia y no dejes que tus creencias cierren tu mente a la verdad sobre la vida.

LA RECETA DEL DOCTOR

Ten una conversación significativa con alguien a quien ames. Haz que sea una experiencia sin confrontaciones haciéndole a esta persona dos preguntas: «¿A qué animal admiras más?» y «¿Qué atributos del animal captan tu admiración?». Escucha sus respuestas y puedes incluso escribirlas. Cuando tu ser querido termine explícale que el animal no es el factor importante, sino los atributos que ha descrito porque ésos son los mejores atributos de esa persona. Tras esta revelación, observa hacia dónde va la conversación.

También puedes preguntarle a tu ser querido qué animal le gustaría más tener en su casa. Hazle la misma pregunta acerca de qué atributos de este animal captan su admiración. Cuando la persona haya terminado de responder, explícale que ha descrito a su pareja o compañero perfecto.

Cuando estaba tratando de ayudar a una de mis pacientes a desarrollar su autoestima probé estas preguntas con ella. Cuando ella respondió: «No me gustan los animales domésticos y maté a mi canario», supe que iba a tener mucho trabajo.

Capítulo 13

Espiritualidad: alimenta tu yo invisible

El humano completo es aquel que se ha enfrentado a la autodestrucción llegando a lo que William James llamó «el borde peligroso», y se ha atrevido a echarse atrás y enfrentarse al universo.

BERNIE S. SIEGEL

Hace varios años me caí de nuestro tejado, me golpeé la cabeza y padecí amnesia. Pronto aprendí mucho acerca de los beneficios de la amnesia. Mi matrimonio y mi vida familiar mejoraron de manera espectacular cuando no podía recordar las cosas por las que solía criticarlos o las cosas que me habían hecho sentir enojado, resentido o herido. Cuando recuperé la memoria pasé una temporada difícil con mi esposa e hijos, porque entonces me acordé de todos sus defectos. Una amiga terapeuta me dijo que podía ayudarme y ahorrarme años de terapia. Le pregunté cómo. Ella escribió algo en un papel, me lo entregó y dijo: «Vete a casa, lee esto y vive lo que dice». Lo que me escribió era «Corintios 1:13», donde se describe lo que es el amor y enseña que, aunque pueda parecer que lo tienes todo, sin amor no tienes nada.

Cuando estás iluminado, entiendes el poder del amor. Pregúntate por qué decimos: mata con bondad, atormenta con ternura, el amor es ciego, ama a tus enemigos y ama a tu prójimo como a ti mismo. Ahí está la respuesta a la vida y la iluminación.

Hace varios años hubo una serie de conferencias titulada «Cuerpo y Alma». Siempre he pensado que las personas eran más propensas a desnudar sus almas que sus cuerpos, por lo que hice una presentación exponiendo partes de mi cuerpo para hacer que las personas fueran conscientes de cómo se sentían acerca de sus propios cuerpos. Me sentí triste cuando la gente se acercó después y me dijeron que estaban avergonzados o se habían sentido mal con sus propios cuerpos. Para mí eran perfectos. Hoy en día, sin embargo, me siento mucho más fuerte para ponerme en contacto y exponer nuestras almas.

Tenemos que responder a nuestras almas y vivir una vida emotiva. No puedo describir con palabras cómo definiría *alma*, pero contiene nuestro espíritu y nuestras necesidades e intenciones más profundas relacionadas con nuestra vida y cómo la vivimos. Muchos de nosotros nunca hablamos de estas necesidades y sentimientos hasta que una crisis o un desastre nos despiertan a la vida. Creo que sabemos cuándo estamos viviendo una vida conmovedora por la forma en que nuestro cuerpo y nuestro corazón se sienten en relación a lo que estamos haciendo, pensando y sintiendo. Joseph Campbell dijo: «Si puedes ver tu camino trazado frente a ti paso a paso, sabes que no es tu camino.[1] Tu propio camino lo haces con cada paso que das. Por eso es tu camino». Él estaba hablando de vivir una vida para expandir el alma.

Hace poco recibí un libro sobre los beneficios del masaje de una terapeuta que estaba tratando a alguien con lo que comúnmente se llama trastorno de personalidad múltiple. Jung sugirió, y estoy convencido de que tenía razón, que todos tenemos personalidades múltiples. Él creía que el objetivo de cada individuo es el de formar una relación con cada una de sus personalidades en lugar de suprimir una a favor de las otras. También creía que en el psicoanálisis «el médico tiene que establecer un relación con *ambas* mitades de la personalidad de su paciente, porque sólo con las dos y no simplemente con una mitad que suprime a la otra, puede formar a un hombre completo.

Esta última alternativa es lo que el paciente ha estado haciendo todo el tiempo».[2]

Yo sé, y mi esposa también por mi forma de comportarme, que voy a hacer y hablar de cosas que van más allá de mi propio entendimiento y no puedo explicar de dónde vienen. Acepto plenamente que dentro de mí residen muchos individuos. Cuando leí el libro de esta masajista terapeuta me pregunté: cuando te dan un masaje, ¿realmente sabes *quién* está recibiendo el masaje, o cuál de las personalidades múltiples necesita el masaje, pero no lo recibe porque una personalidad más agresiva lo quiere y controla el cuerpo?

No estoy bromeando cuando digo estas cosas. Sé por experiencia y por casos registrados de personas con un trastorno disociativo que una persona puede tener alergias, diabetes, asma y otras afecciones asociadas sólo con una personalidad y un cambio a otra personalidad elimina la enfermedad o problema. Pero, cuando pensamos en los roles y situaciones a las que nos vinculamos tanto, quizá todos nosotros hacemos esto en cierta medida en nuestras vidas. Todos tenemos que prestar atención a las personalidades que viven dentro de nosotros y armonizarlas con los deseos y necesidades de nuestra alma.

Desde mi perspectiva, la vida se trata de lograr ese equilibrio verdadero y usar nuestros cuerpos y nuestra luz para convertir nuestras acciones en enternecedoras. Piensa en ti mismo como una vela. La llama sube hasta los cielos con la esperanza de reunirse con lo divino, mientras que la cera y la mecha representan nuestros cuerpos terrenales y nos mantienen conectados a la Tierra. La llama consume el combustible de cera y la calidad de ese combustible se refleja en la pureza de la llama. La vela ilumina el mundo en el que elegimos participar compartiendo nuestra luz y amor. Cuando morimos, esa luz y ese amor son transmitidos a las generaciones futuras. Ahí radica nuestra inmortalidad. La luz de la vela se convierte en la vía para aprender sobre la vida, así como las palabras son vías hacia el intercambio y la comprensión de ideas.

Puedo crear palabras nuevas por norma general, sobre todo mediante errores con el teclado del ordenador. Pero, como dijo Jung, los errores no existen, así que permíteme compartir contigo los significados que he encontrado en algunas de estas nuevas palabras.

Cuando estaba escribiendo un artículo para masajistas terapeutas y escribí *masaje* de manera incorrecta, creé la palabra *maensaje*. Me dijo que hay un mensaje en nuestro tacto. En otras palabras, cada masaje lleva un valioso mensaje. Hace poco estaba releyendo *The Meaning of Love*, editado por Ashley Montagu en 1953, y una vez más me quedé impresionado por el poder del contacto para comunicar el amor. Montagu explica que la falta de contacto físico llevó a una tasa de mortalidad temprana de casi el 100 por 100 a niños de orfanatos donde los médicos temían que su contacto transmitiera infecciones de un niño a otro, así que habían evitado tocar a los bebés. Otra de mis palabras accidentales fue GGOD,* y para mí describe hacer cosas del modo en que nuestro Creador querría que lo hiciéramos. Lo importante no es conocer a Dios, sino imitar a Dios, y cuando haces cosas GGod, estás haciendo precisamente eso.

Después inventé *viamar*. Para mí, es la unión de *vivir* y *amar*. Esas dos cosas nunca deberían separarse, pero la humanidad tiene un problema con esto debido a nuestra idea equivocada de separación. No estamos separados, sino que somos partes diferentes de un todo. La separación es simplemente una percepción, no una realidad. El yin no podría existir sin el yang; el símbolo del yin/yang muestra dos formas con contornos idénticos que cuando se invierten y se combinan crean el círculo de la totalidad. Es la existencia de uno lo que revela al otro. Sin uno de los dos, la totalidad deja de existir. Lo mismo sucede con vivir y amar. Recuerda, la vida no se trata de intentar ser perfecto, sino de intentar ser completos. Aprender esto es la tarea del alma y, cuando te des cuenta de que nada está separado, estarás completo; tu vida será vivir y amar.

Trato de aprender de muchas religiones diferentes para captar el

---

* Combinación de los vocablos ingleses *good* ('bueno') y *God* ('Dios') (*N. de la T.*).

mensaje y actuar como Dios querría que lo hiciera. El otro día estaba leyendo algo que encaja muy bien con la afirmación de Joseph Campbell de que la religión puede ser una mala interpretación de la mitología. En otras palabras, en la religión hay un mensaje para nosotros que se enseña a través de mitos y metáforas, pero a menudo se pierde cuando los escritos se interpretan sólo en sentido literal. Lo que leí decía que la palabra *Torá* no se debería traducir como «la biblia» o «la ley», sino que debería ser entendida como «enseñanzas o instrucción».

Cuando estudio una religión quiero aprender cómo vivir mi vida para que sea significativa y que los mensajes dictados por las observaciones de esas religiones o prácticas mejoren mi vida y las vidas de otros. Cuando interpretamos textos religiosos como la ley, las palabras se convierten en nuestro Señor, y entramos en conflicto unos con otros acerca del significado de las palabras o de quién está obedeciendo a la ley y cómo interpretarla. Pero, cuando vemos la religión como algo que nos puede guiar, podemos tener un diálogo sobre lo que vemos en ella y no pelearnos por quién tiene razón y quién irá al infierno.

Encontrar temas comunes de orientación en las religiones, filosofías o en las cosas que la gente escribe, en mi opinión, confirma que estos temas deben ser significativos y efectivos. Cuando leí *El poder del mito* de Joseph Campbell, reconocí en sus palabras el contexto del renacimiento, o nacer de nuevo, para el comportamiento de supervivencia. Decía que el heroísmo es la voluntad de ser uno mismo; el héroe es el buscador y el «ismo» es el misterio que el buscador busca conocer. En otras palabras, quieres sacar a la luz a tu verdadero yo; quieres renacer y experimentar los ciclos de cambio. Al hacer esto, tu naturaleza interna está hablando. El yo de tu alma, tu verdadero yo y su poder saldrán a la luz. Esto puede parecer poco práctico o estrictamente filosófico, pero es realmente muy básico.

Creamos nuestras vidas mediante lo que decidimos, pensamos y sobre lo que actuamos cada día. Estamos creando el guion para el mito en el que se convierte nuestra vida. En mi vida he seguido lo que se sentía que estaba bien y estoy muy feliz de haberlo hecho así, en lugar de preocuparme por lo que parecía mejor y más apropiado para los demás. No me siento como si hubiera malgastado mi tiempo aquí. Cuando me están entrevistando en la radio, siempre me hacen una señal hacia el final del programa, diciendo: «Nos estamos quedando sin tiempo». Esto me motiva para compartir que a todos se nos acabará el tiempo algún día.

Desarrollar tu yo espiritual se trata de vivir; se trata de las cosas que decides hacer y con las que llenar tu mente y tu cuerpo. Pero también se trata de ser, no de pensar o hacer, sólo ser. Esto me trae a la mente la historia de un viejo granjero de Somerset, Inglaterra, que se sentaba en una cepa de árbol cada noche y observaba los campos. Un día, un chico del pueblo pasó por allí y se detuvo para preguntarle al anciano qué estaba mirando durante tanto tiempo. El campesino miró al chico durante un largo instante. Luego, con su lento acento de West Country, dijo: «A veces me siento y pienso y a veces sencillamente me siento».

Somos seres humanos, no hacedores humanos. Así que no te identifiques con un rol que representes; sé consciente de que tu divinidad define quién eres. Soñar despierto y observar sin pensar, sobre todo cuando observamos escenarios y paisajes naturales, es otra manera de satisfacer a tu espíritu. ¿Cuántas veces has pasado por delante de un arbusto de flores lleno de abejas y otros insectos zumbando mientras recogen néctar y polen? La próxima vez detente por un instante. Simplemente mira y escucha. No identifiques el arbusto ni juzgues la carga que cada abeja lleva en sus patas; deja paso al momento, observa y olvida que existes. Conviértete en nada y permite que todo lo que te rodea sea sencillamente lo que es.

Cuando tengas un problema, plantéaselo a la naturaleza y pide una respuesta. Una vez le pregunté cómo podía seguir ayudando a la gente cuando estaba cansado de viajar por todo el mundo. La respuesta que recibí fue que esparciera mis semillas como lo hace una flor. Entonces me di cuenta de que no tenía que viajar. Mis palabras se convirtieron en las semillas y no era necesario entregarlas en persona. Mis libros, mis cedés, mi sitio web y mis entrevistas en la radio y la televisión se convirtieron en el jardín donde la gente podía ir en busca de ayuda. En otra ocasión, cuando tenía un problema que me estaba agobiando, me mostró una col de mofeta que crecía a través del pavimento y florecía a la luz del sol. No podía creer que el brote de una planta pudiera ser lo suficientemente fuerte y sabio como para seguir empujando hasta que el pavimento se agrietara.

Nuestros sentidos de la vista, el oído, el olfato y el tacto se diseñaron para alimentar nuestros cuerpos con información que nos ayuda a sobrevivir. Cuando permitimos que se deleiten con la belleza y que descansen en la naturaleza, nuestros sentidos también alimentan nuestras almas. Nos transportan, informándonos de nuestra conexión con la vida. Cuando descansamos nuestras mentes pensantes y permitimos que la naturaleza, la conciencia colectiva, estimule nuestros sentidos, nuestros pensamientos se vuelven claros como el estanque en calma que, sin ser molestado por el viento o la corriente, magnifica a los peces que nadan por debajo de su superficie y, al mismo tiempo, refleja las nubes a la deriva en lo alto. Es en momentos como éstos cuando llegamos a conocer a Dios.

Me han pedido muchas veces que describa lo que me hizo tomar conciencia de mi yo espiritual y de Dios y de las cosas que cambiaron mi perspectiva. Muchas de esas experiencias las comparto en este libro y en mis otros escritos como el momento en el que una voz me habló en mi estado de calma y quietud y me dijo que fuera al refugio donde encontré al perro Buddy después de escribir *Buddy's Candle*; y otra vez, cuando mi padre se me apareció en un sueño después de su muerte y me mostró un forma más saludable de lidiar con mi dolor, una manera que ayudó a muchos otros a sanar el suyo; y mis experiencias con los místicos y médiums que reconocieron e incluso dibujaron a George, mi guía interior, mientras permanecía de pie junto a mí en el escenario.

Tal vez la primera vez que fui consciente de mi yo espiritual fue cuando tenía cuatro años y estaba en casa en la cama con una de mis frecuentes infecciones de oído. Cogí un teléfono de juguete con el que estaba jugando y desenrosqué el teclado. Me metí todas las piezas en la boca como había visto que hacían los carpinteros con los clavos para poder mantenerlos allí y sacarlos de uno en uno para utilizarlos. El problema fue que yo aspiré las piezas y sufrí laringoespasmo. Todavía puedo sentir cómo mis músculos intercostales y diafragma se contraían con fuerza, tratando de hacer que entrara un poco de aire en mis pulmones, pero nada funcionaba y yo era incapaz de emitir ningún sonido para pedir ayuda. No tenía noción del tiempo, pero de repente me di cuenta de que ya no estaba luchando. Ahora estaba en la cabecera de la cama viéndome a mí mismo morir.

Me pareció fascinante estar libre de mi cuerpo y fue una bendición. Nunca dejé de pensar en cómo todavía podía ver y pensar estando fuera de mi cuerpo. Sentía mucho que mi madre, que estaba en la cocina, me encontrara muerto, pero lo pensé un poco más y me di cuenta de que prefería mi nuevo estado. Racionalmente, elegí la muerte antes que la vida.

Entonces el muchacho que estaba en la cama tuvo un ataque, vomitó y todas las piezas de juguete salieron volando. Empezó a respirar de nuevo y yo estaba muy enojado mientras regresaba a mi cuerpo contra mi voluntad. Todavía recuerdo gritar: «¿Quién ha hecho eso?». Mi pensamiento de un niño de cuatro años fue que había un Dios que tenía un calendario y yo no tenía que morir en ese momento. Así que al parecer un ángel me hizo una maniobra de Heimlich. Ésa es la forma en la que lo explicaría hoy.

Realmente creo que hay un calendario que creamos inconscientemente, y esa idea fue apoyada por experiencias que he tenido en la vida. Me han destrozado el coche totalmente dos veces por culpa de personas que se saltaron el semáforo en rojo y me golpearon y, como he dicho antes, me caí de nuestro tejado cuando el peldaño superior de mi escalera de madera se rompió. En ninguno de estos incidentes mi cuerpo sufrió lesión significativa alguna.

Al considerar mi vida como hijo, esposo y padre, sanador, artista, escritor, orador y todas las facetas de experiencias que me han dado diferentes perspectivas, me he dado cuenta de que la vida es inexplicable. Muchos de mis cambios de actitud, entendimientos y transformaciones provenían de los rostros y las historias de pacientes y otras personas que se convirtieron en mis maestros. Pero el conocimiento de que Dios es una energía afectuosa, inteligente y consciente ha venido a mí mayoritariamente a través de los sueños, dibujos y experiencias de vidas pasadas y cercanas a la muerte. Todos ellos, creo, estaban destinados a ser mis maestros, ya que me han sucedido a mí a pesar de que yo no los estuviera buscando.

No importa si estás leyendo mis libros o los de otros escritores modernos o antiguos, filósofos, maestros y guías. Ninguno de nosotros tenemos nada nuevo que decir sobre la vida, el amor y los asuntos del alma, pero la forma en que cada persona expresa esta sabiduría es diferente. Cada generación cuenta su propia verdad y, aun así, cada una repite la sabiduría antigua. Por lo tanto, lee la sabiduría de los sabios y aprende de los que se han ido antes que nosotros. No importa qué camino tomes. No esperes a que un desastre personal te lleve al don de la iluminación. Puede que conozcas el dicho: «Si buscas la iluminación, búscala como un hombre cuyo cabello está ardiendo y va en busca de agua». Se necesita esa clase de anhelo para enfrentarse realmente a la luz.

LA RECETA DEL DOCTOR

Lee, lee y lee. Escucha audiolibros y cedés y lee. Estudia las vidas y las palabras de Jesús, Buda, Mahoma, Epicteto, Lao Tzu y otros. Adéntrate en la poesía y los ensayos de maestros como Dante, Rumi, Gibran, Emerson y Thoreau. Explora los escritos y conferencias de los líderes espirituales modernos como la Madre Teresa, el Dalai Lama, Sri Chinmoy, Joseph Campbell y Jung. Inspírate leyendo las obras de físicos, científicos y astronautas cuya búsqueda del conocimiento ha roto la ilusión de las fronteras entre la Tierra y el resto del universo y nos ha enseñado que estamos *en* el universo. Entusiásmate con expectativas alegres. Haz de la lectura una práctica cotidiana, aunque sólo sea durante unos minutos cada día. Abre tu mente y lee con la curiosidad de un niño. Y vuelve a leer los mismos libros cada pocos años porque, si no llegan a ser más esclarecedores, significa que no has llegado a la iluminación.

Epílogo

Los finales son comienzos

La verdadera felicidad se gana aprendiendo a amar con tal elevación de espíritu como para alcanzar el poder para hacer frente a la aflicción... Supera el viejo amor con un nuevo amor aún mayor.

BENEDETTO CROCE

A medida que el esfuerzo creativo que participa en este libro llega a su fin, me vienen dos cosas a la mente. Inmediatamente después de que cada uno de mis libros anteriores fueran a la imprenta se produjeron acontecimientos y se compartieron historias que pensé que habrían sido perfectas para el libro, pero ya era demasiado tarde para incluirlas. *El arte de la curación* no será diferente, pues cuando empiezas a pensar en un tema determinado, tu conciencia atrae a tu vida más acerca de lo que piensas. Se conecta con la conciencia universal y cambia las creencias y experiencias de las personas. Cuándo o a quién le sucede esto no es casualidad. Jung lo llamó sincronicidad. Otro rasgo que mis libros tienen en común se resume en el dicho: «Se necesita un pueblo entero». Todavía tengo que producir un libro por mí mismo y me sorprendería que alguien haya sido capaz de hacerlo alguna vez. Así como la cirugía requiere un equipo de personas capacitadas y dedicadas, también lo requiere un libro.

En nuestros últimos días de la edición tuvieron lugar acontecimientos que ilustran y aumentan las cosas sobre las que he escrito en estos capítulos. Esta vez ocurrieron antes de ir a la imprenta, por lo que puedo compartirlas contigo ahora.

CAMINANDO A TRAVÉS DE LA VELADURA

Rita se emocionó al escuchar que mi siguiente libro iba a explorar enfoques creativos que ahondan profundamente en el subconsciente y que cruzan límites de tiempo, espacio y materia. Ella me escribió diciendo que recientemente había encontrado corazones en la naturaleza y los había estado fotografiando: rocas en forma de corazón, una sandía en forma de corazón ¡e incluso un corazón tridimensional de carne pegado en la tapa de una lata de comida para perros! Al igual que cuando encuentro un centavo me recuerda que «confiamos en Dios», para Rita los corazones representan «confiamos en el amor». La historia más notable que ha compartido conmigo, sin embargo, fue sobre el cuadro de su madre. Voy a dejar que Rita la cuente con sus propias palabras.

> Mi madre tenía casi ochenta años cuando asistió a un taller de un día llevado a cabo por un maestro del método Rudolf Steiner de la veladura. Éste es un método de pintura con acuarela en el que se utiliza una gran cantidad de agua y se hacen capas de lavados de color en la página. Mientras se seca, esperas a ver lo que sale. Mamá me llamó después del taller para decirme lo decepcionada que estaba. El resto de alumnos de la clase vieron salir árboles y muchas cosas maravillosas de sus cuadros, pero en el suyo sólo había simples lavados de color, nada más. Ella pensaba que había fracasado, algo que sintió a menudo durante toda su vida.

Mamá era una mística increíble e iba muy por delante de su tiempo espiritualmente. Había sufrido muchas tragedias que tenían que ver con su padre y más tarde con mi padre, pero era una superviviente porque siempre miró hacia adelante y siguió su camino a pesar de todo. Respetaba toda la vida, todos los seres y no hacía distinciones de ningún tipo. Me entristecía que después de tener tales expectativas esperanzadoras sobre la clase de veladura, no hubiera obtenido ninguno de los resultados que los otros alumnos obtuvieron.

A la mañana siguiente me llamó muy emocionada. «Ven a ver mi cuadro», dijo. «¡Ven pronto! No puedo creer lo que estoy viendo». Conduje tan rápido como pude, al mismo tiempo que me preguntaba qué demonios podía haberle sucedido a su cuadro. Cuando llegué, me quedé asombrada al ver cuatro pequeñas figuras humanas que salían de las diferentes capas de lavado de color. Vestían túnicas y no tenían rostro, y parecían estar a varias profundidades, un par de ellas más atrás y el resto avanzaba, como si estuvieran caminando hacia la parte delantera del cuadro. Mi madre juró que la noche anterior no estaban allí. Guardó el cuadro en una caja fuerte con sus otros papeles y documentos importantes y, a menudo, lo sacábamos para verlo juntas. Había una sensación de energía benevolente sobre las figuras que las hacía parecer como si realmente se estuvieran acercando a nosotras y no fueran más que trucos de color y agua.

Después de la muerte de mamá, mi hermana y yo tuvimos la tarea de limpiar su casa. Una de las primeras cosas que hice fue ir a la caja fuerte y buscar su veladura porque quería llevarme aquellos seres hermosos a casa conmigo. Al igual que antes, estaba escondido cuidadosamente entre sus otros papeles, ¡pero cuando lo saqué las figuras no estaban! El cuadro era exactamente como lo había descrito después de terminarlo: simples capas de lavado de color y nada más. Junto con las cuatro figuras, el sentido de energía benevolente había desaparecido. Me di cuenta entonces de que esos seres eran espíritus superiores que se habían acercado a mamá para ofrecerle protección y orientación en la siguiente fase del viaje de su vida. Después de que ella muriera, su razón para estar aquí había terminado. Su tarea amorosa fue completada.

La historia de Rita no me sorprendió. Las figuras benévolas de su madre podrían haber aparecido inicialmente para recordarle que ella no fue un fracaso y para otorgarle la sensación de cuán amada era. Pero cuando ella murió, se convirtieron en los guías que la acompañaron a su casa.

En el comienzo de este libro he recordado la vez en que necesitaba sentirme energizado y renovado, y salí a pasear con los perros por un cementerio local. Entonces, percibí un objeto blanco tirado en la calzada. Me acerqué, lo recogí y vi que era un oso de peluche con un corazón y las palabras *Ámame* en su pecho. Me fui a casa renovado. Los guías aparecen en muchas formas, a veces en algo tan simple como un juguete de peluche, las palabras de una canción o una predicción en un horóscopo. A veces se desata una cadena de acontecimientos y la persona que está siendo guiada siente como si estuviera viendo cómo se desarrollan los acontecimientos mientras otra mano hace que sucedan.

PROGRAMA EL FUTURO

El 30 de diciembre de 2012 le remití a Cindy, mi coautora en este libro, una copia de la lectura de mi numerología que me habían enviado. Me llamó la atención por ser muy precisa y contenía una emocionante predicción para el año nuevo. No era una casualidad. Como Cindy y yo compartimos el mismo número de Camino de Vida en la numerología, sabía que estaría interesada en leer lo que decía:

Los numerólogos ven el 2013 como un año emocionante cuando los nuevos comienzos se basan en un impulso y, al igual que una fila de fichas de dominó, se alimentan de una cadena energética de acontecimientos. La persona con este número de Camino de la Vida muestra independencia y confianza, y tiene un don para la iniciación y la organización de esquemas y para conseguir hacer las cosas. Éste es un momento en que la acción debe y será llevada a cabo con resultados muy positivos. Yendo hacia delante crearás una vida mejor para ti mismo. Agárrate a lo que enriquece tu alma y apoya tus objetivos en la vida, pero deja ir lo que ya no es útil o te distrae de tu camino. Crea un nuevo proyecto de lo que le gustaría que sucediera en tu vida. Este año, los sueños que expreses de forma visual son los eventos que querrás ver suceder.

Cindy ha estado viviendo y trabajando en Estados Unidos durante los últimos diez años. Antes de eso vivía en Inglaterra, donde su hija, su hijo y sus cuatro nietos están viviendo ahora. Después de leer este informe de numerología, Cindy confesó que a menudo se siente dividida entre quedarse en Estados Unidos o regresar a Inglaterra. Sus nietos están creciendo rápido y lamenta no poder participar en sus vidas. Al mismo tiempo, siente un profundo amor por el lugar donde actualmente reside; en muchos aspectos se siente como en casa. Acabábamos de terminar de trabajar en las ediciones para el capítulo de los dibujos, así que le dije: «Haz un dibujo de ti misma en Inglaterra y otro de ti misma en Estados Unidos».

Unos días más tarde, recibí un correo electrónico con una sola imagen adjunta (figura 70). Cindy escribió: «No tuve ningún problema con la escena de mí misma en Inglaterra, pero no podía imaginar qué escena dibujar aquí. Mirar este dibujo me hace sentir tan feliz que no podía esperar para enseñártelo. Estoy a la izquierda y se supone que estoy medio corriendo y en cuclillas para poder abrazar a los niños.

Pero no soy tan buena como para dibujarme en cuclillas mientras corro. De hecho, ¡no estoy segura de que pueda ponerme en cuclillas corriendo! No fue hasta que terminé el dibujo cuando me di cuenta de que no había maletas. Me pregunté dónde estaban mis maletas, y luego pensé: "¡Ah, bueno! Estoy dejando atrás todo ese viejo equipaje". Y lo sentí como un nuevo comienzo».

Después de haber contemplado el dibujo escaneado de Cindy, empecé a escribir en un estilo de corriente de conciencia que permite comunicarse a mi intuición al mismo tiempo que a mi mente analítica. Mi respuesta inmediata a su imagen fue: «Tus rodillas están un poco torcidas, pero puedes manejar la situación y tus pies están vueltos hacia ti. Eso es genial. Hay ocho ventanas en el avión. Cada religión tiene siete días en la semana, por lo que el número ocho representa un nuevo comienzo. Hay diez rayos amarillos en el sol. El diez es un número significativo. Proviene de la "nada" indiferenciada, el cero, y del "único" (Dios), y así tienes la creación (¡y también es el mes de mi nacimiento!). Toda la ropa es como un arcoíris de colores saludables. El marido de tu hija está unido a ti, con su brazo. Todos los zapatos son del mismo color, como si la familia estuviera en el mismo viaje. Todas las personas tienen todos sus sentidos para comunicarse entre sí. El nieto mayor está extendiendo los brazos hacia ti, como tu hija. Todas tus conexiones con ellos están justo ahí, con tus pies apuntando hacia ellos y la familia tocándose. Parece una gran elección».

Las puertas se abrieron para Cindy cuando se le presentó una oportunidad totalmente inesperada de regresar a Inglaterra a las pocas semanas de hacer este dibujo. Su nueva vida comenzará en octubre, el décimo mes, y Cindy se reunirá con su familia.

Cuando nuestra editora escuchó esta historia y vio el dibujo, estaba encantada. Estos eventos no podrían haber sucedido en un momento mejor, ni podría haber un ejemplo más conmovedor de cómo el uso de nuestra conciencia creativa nos ayuda a identificar nuestro verdadero yo y el futuro que estamos creando. Nos mostraron cómo podemos establecer metas saludables y acceder a los milagros que dan sentido a nuestra vida. Le pregunté a Cindy si podría utilizar su historia y su dibujo en el libro. «Supongo que será mejor que llame a mi hija primero y le diga que voy a ir», dijo riendo.

Cuando cierres las cubiertas de *El arte de la curación*, no pienses en ello como el final de nuestro tiempo juntos, sino como el comienzo de tu nuevo viaje. Siempre puedes hacer una visita y leerlo de nuevo. He aprendido que si releo los mismos libros cada dos años y los libros son cada vez mejores, quiere decir que sigo creciendo y tomando conciencia de la sabiduría que no percibí antes debido a mi estado limitado de conciencia en ese momento.

Por lo tanto, aprende de las cosas que he compartido contigo. Colócalas en tu bolsillo o caja de herramientas y continúa tu propio viaje de descubrimiento. Prueba a realizar los diversos ejercicios y observa qué sucede. Reedúcate. Recréate. Encuentra tu verdadero camino y llega a ser quien siempre has estado destinado a ser.

Notas

INTRODUCCIÓN. LAS GRANDES CUESTIONES

1. Platón citado en M. J. Knight, ed., *A Selection of Passages from Plato for English Readers,* vol. 1, p. 2; traducción al inglés de B. Jowett. Macmillan; Nueva York, 1895.
2. E. L. Rossi: *The Psychology of Gene Expression,* 4. W.W. Norton; Nueva York, 2002.
3. Íbid. 481.
4. C. Sylvia y W. Novak: *A Change of Heart: A Memoir,* 89. Little, Brown; Boston, 1997. (Hay trad. cast.: *Baile de corazones.* Ediciones B, 1997).
5. L. McTaggart: *The Field: The Quest for the Secret Force of the Universe,*11; edición actualizada; el énfasis es mío. HarperCollins; Londres, 2008. (Trad. cast.: *El Campo.* Ed. Sirio, 2006).
6. W. Bengston y S. Fraser: *The Energy Cure: Unraveling the Mistery of Hands-On Healing.* Sounds True; Louisville, Colorado, 2010.

CAPÍTULO 1. EL DESPERTAR DEL DOCTOR

1. Rabino Noah Weinberg, «Way #34: Use Your Inner Guide», Aish.com, 12 de enero de 2000, http://www.aish.com/sp/48w/48950651.html, acceso el 9 de mayo de 2013.
2. O. C. Simonton, S. Matthews-Simonton y J. Creighton: *Getting Well Again: A Step-by-Step, Self-Help Guide to Overcoming Cancer for Patients and Their Families.* Bantam; Nueva York, 1980.
3. C. G. Jung y A. Jaffe: *Memories, Dreams, Reflections.* Random House; Nueva York, 1963. (Hay trad. cast.: *Recuerdos, sueños, pensamientos.* Ed. Seix Barral, 2011).

4. G. M. Furth: *The Secret World of Drawings: A Jungian Approach to Healing through Art.* Sigo Press; Boston, 1988.
5. S. Bach: *Life Paints Its Own Span: On the Significance of Spontaneous Pictures by Severely Ill Children.* Daimon Verlag; Einsiedeln, Suiza, 1990.

CAPÍTULO 2. FUENTE, SIGNIFICADO Y VALIDEZ DE LOS SÍMBOLOS

1. Meister Eckhart citado en *Archive for Research in Archetypal Symbolism*, ed., Ami Ronnberg y Kathleen Martin, *The Book of Symbols: Reflections on Archetypal Images*, 6. Taschen America; Köln, 2010.
2. G. M. Furth: *The Secret World of Drawings: A Jungian Approach to Healing through Art*, 10. Sigo Press; Boston, 1988.
3. C. G. Jung: *The Collected Works of C.G. Jung*, vol. 11, pp. 348-73. Princeton University Press; Princeton, New Jersey, 1966. (Hay trad. cast.: *Carl Gustav Jung: obra completa*. Editorial Trotta).
4. J. Campbell y P. Cousineau: *The Hero's Journey: Joseph Campbell on His Life and Work.* New World Library; Novato, California, 1990; J. Campbell y B. Moyers: *The Power of Myth.* Anchor; Nueva York, 1991. (Hay trad. cast.: *El poder del mito*. Emecé, D.L., 1991).
5. C. F. Baynes: *The I Ching, or Book of Changes,* xxi-xxv; traducción al ingles de R. Wilhelm y C.F. Baynes. Princeton University Press; Princeton, New Jersey, 1968. (Hay trad. cast.: *I Ching: el libro de las mutaciones*. Editorial Edhasa, 2005).
6. J. Bartlett: *Familiar Quotations,* 513, 6.ª edición. Little, Brown; Boston, 1980.

CAPÍTULO 3. EL PODER DE LA VISUALIZACIÓN

1. Albert Schweitzer citado en M. Harner, *The Way of the Shaman*, 135. Harper and Row, Nueva York, 1990.
2. A. Pascual-Leone y F. Torres: «Plasticity of the Sensorimotor Cortex Representation of the Reading Finger in Braille Readers», *Brain 116*, 39-52, febrero de 1993.
3 J. Hillman, *Healing Fiction,* 47. Spring Publications, Woodstock, Connecticut, 1983.

CAPÍTULO 4. LOS SUEÑOS: EL TALLER CREATIVO DEL CEREBRO

1. C. G. JUNG: *Jung on Synchronicity and the Paranormal*, 73. Routledge, Londres, 1997.
2. A. R. MORRISON: «The Brain on Night Shift», *Cerebrum*, 1 de julio de 2003. Sitio web de Dana Foundation www.dana.org/news/cerebrum/detail.aspx?id=2950, acceso el 20 de septiembre de 2012.
3. S. HOFFMAN: «El mensaje» en *El libro de los milagros: historias verdaderas de sanación, gratitud y amor.* Ediciones Obelisco, 2013.
4. C. SYLVIA y W. NOVAK: *A Change of Heart: A Memoir*, 5. Little, Brown, Boston, 1997. (Hay trad. cast.: *Baile de corazones*. Ediciones B, 1997).
5. G. HOLLOWAY: *Dreaming Insights: A 5-Step Plan for Discovering the Meaning in Your Dream.* Practical Psychology Press, Portland, Oregón, 2002.

CAPÍTULO 5. LOS DIBUJOS: CUANDO EL CONSCIENTE Y EL INCONSCIENTE NO SE PONEN DE ACUERDO

1. T. GUILLEMETS: *The Quote Garden*, www.quotegarden.com/guillemets-quotes.html, acceso 24 de septiembre de 2012.
2. E. KÜBLER-ROSS: *On Death and Dying.* Scribner, Nueva York, 1997.
3. A. MILLER: *Thou Shalt Not Be Aware: Society's Betrayal of the Child*, 315. Farrar, Straus and Giroux, Nueva York, 1998.
4. —: *Breaking Down the Wall of Silence: The Liberating Experience of Facting Painful Truth,*153. Penguin, Nueva York, 1996.
5. C. THOMAS: «Studies on the Psychological Characteristics of Medical Students» (trabajo de investigación, Escuela de Medicina de la Universidad Johns Hopkins, 1964).
6. S. BACH: *Life Paints Its Own Span: On the Significance of Spontaneous Pictures by Severely Ill Children*, 39. Daimon Verlag, Einsiedeln, Suiza, 1990.
7. C. DUNNE: *Carl Jung: Wounded Healer of the Soul,*166. Parabola Books, Nueva York, 2000.
8. G. M. FURTH: *The Secret World of Drawings: A Jungian Approach to Healing through Art.* Sigo Press, Boston, 1988.

CAPÍTULO 6. INTERPRETAR LOS DIBUJOS

1. Declaración de Georgia O'Keeffe en el folleto *Alfred Stieglitz Presents,* citada en Anna C. Chave: «O'Keeffe and the Masculine Gaze», en *Reading American Art,* 352. M. Doezema y E. Milroy, Yale University Press, New Haven, Connecticut, 1998.

CAPÍTULO 7. ANIMALES, PSICOLOGÍA E INTUICIÓN

1. G. Wendroff: *Heavenletters: Love Letters from God,* 144. 1st World Library, Fairfield, Iowa, 2004.
2. M. R. Anderson: «The Child Whisperer» en *A Book of Miracles: Inspiring True Stories of Healing, Gratitude and Love.* New World Library, Novato, California, 2011. (Hay trad. cast.: *El libro de los milagros: historias verdaderas de sanación, gratitud y amor.* Ediciones Obelisco, 2013).
3. F. Anderson: pasaje del poema no publicado «What If I Were My Cat?». Frances firmó su poema como «Frances (Amante de los Felinos) Anderson».
4. G. Corell: *Equestrian Crossings,* video, 2012. Sitio web de Equestrian Crossings www.equestriancrossings.com/video/video.html, acceso 27 de septiembre de 2012.
5. Íbid.
6. T. Crisp, con C. J. Hurn: *No Buddy Left Behind: Bringing U.S. Troops' Dogs and Cats Safely Home from the Combat Zone,* sobrecubierta. Lyons Press, Guilford, Connecticut, 2012.
7. Íbid., 136, 244. Las citas se han extraído de una entrevista grabada de Cynthia Hurn, 3 de diciembre de 2010.
8. B. Siegel y M. G. Stein: *Buddy's Candle.* Trafford, Victoria, Columbia Británica, 2008.
9. A. Kinkade: *The Language of Miracles: A Celebrated Psychic Teaches You to Talk to Animals.* New World Library, Novato, California, 2006.
10. La historia de Olga está explicada en E. Cerutti: *Olga Worrall: Mystic with the Healing Hands.* Harper and Row, Nueva York, 1975.

CAPÍTULO 8. RÍE A CARCAJADAS

1. B. Siegel: *Prescriptions for Living: Inspirational Lessons,* 15. Harper Collins, Nueva York, 1998.

2. La historia de Norman se explica en N. Cousins: *Anatomy of an Illness as Perceived by the Patient.* W. W. Norton, Nueva York, 2005. (Hay trad. cast.: *Anatomía de una enfermedad o la voluntad de vivir.* Editorial Kairós, 1982.
3. D. Spoto: *Notorious: The Life of Ingrid Bergman,* 165, el énfasis es mío. DaCapo Press, Cambridge, 2001.
4. B. Siegel: «Divorce», en *Prescriptions for Living: Inspirational Lessons,* 16. Harper Collins, Nueva York, 1999. (Hay trad. cast.: *Consejos para vivir feliz: recetas de un médico del alma sobre el amor, la salud y la paz interior.* Editorial Oniro, 2000).

CAPÍTULO 9. FINGE HASTA LOGRARLO

1. Hellen Keller citada en W. Fogg: *One Thousand Sayings of History: Presented as Pictures in Prose,* 17. Beacon Press, Boston, 1929.
2. Portal de información de asistencia al menor: *Understanding the Effects of Maltreatment on Brain Development* (Departamento de Salud y Servicios Humanos, Washington, DC, 2009), www.childwelfare.gov/pubs/issue_briefs/brain_development/brain_development.pdf, acceso el 24 de septiembre de 2012. Para más información y recursos en esta materia, *véase* el sitio web del Departamento de Salud y Servicios Humanos de Estados Unidos: www.childwelfare.gov/pubs/can_info_packet.pdf.
3. Estadísticas de los miembros recuperadas de Alcohólicos Anónimos, www.aa.org/en_pdfs/smf-53_en.pdf, acceso el 12 de febrero de 2013.
4. T. Hunter: «Rock Me to Sleep», de *Bits & Pieces,* CD, 1997, www.tomhunter.com/store/bits&pieces.htm, acceso 24 de septiembre de 2012.

CAPÍTULO 10. LAS PALABRAS PUEDEN CURAR O MATAR

1. J. Hillman: *Healing Fiction,* 46. Spring Publications, Woodstock, Connecticut, 1983.
2. Lao Tzu: *Tao Te Ching,* I 44, traducción al inglés de S. Mitchell. Harper Collins, Nueva York, 2000. (Hay trad. cast.: *Tao Te Ching.* Tecnos, 2012).

CAPÍTULO 11. ESCOGE LA VIDA

1. B. Klopfer: «Psychological Variables in Human Cancer», *Journal of Projective Techniques* 21, n.º 4, 331-340 (diciembre de 1957).

CAPÍTULO 12. TRANSICIONES AL FINAL DE LA VIDA

1. K. Gibran: *The Prophet*, 50. Wordsworth Editions, Ware, Hertfordshire, 1997. (Hay trad. cast.: *El profeta*. Diedycol, D. L., 2010).
2. Citado en F. Hesselbein: «A Splendid Torch», *Leader to Leader* 22, 4-5 (otoño 2001).
3. T. Hunter: «Rock Me to Sleep», de *Bits & Pieces*, CD, 1997, www.tomhunter.com/store/bits&pieces.htm, acceso 24 de septiembre de 2012.

CAPÍTULO 13. ESPIRITUALIDAD: ALIMENTA TU YO INVISIBLE

1. J. Campbell: *Reflections on the Art of Living: A Joseph Campbell Companion*, 22. D. K. Osbon. Harper Collins, Nueva York, 1991.
2. C. G. Jung: *The Undiscovered Self*, 87 traducción de R. F. C. Hull. Penguin, Londres, 1958.

EPÍLOGO. LOS FINALES SON COMIENZOS

1. Benedetto Croce citado en L. Chang: *Wisdom for the Soul*, 484. Gnosophia, Washington, D. C., 2006.

Índice analítico

A

abusones 168
Academia Americana de Médicos de Familia 38
actitud 10, 21, 27, 31, 71, 75, 105, 116, 146, 149, 150, 170, 186, 191, 196, 197, 198, 200, 213, 223
acto de fe 195
acupuntura 144
adicciones 127
adversidad, como oportunidad de aprendizaje 29
afirmaciones 16, 41, 187, 188, 189
agorafobia 175
Alcohólicos Anónimos 40, 171, 172, 237
alergias 74, 217
Allende, Isabel 41
alma 9, 10, 12, 29, 42, 55, 67, 75, 140, 144, 191, 200, 216, 217, 218, 219, 223, 229, 237
Álvaro Pascual-Leone 47
amarillo, simbolismo de 33, 65, 71, 82, 83, 92, 94, 96, 99, 101, 102, 105, 115
amnesia 215
amor 12, 39, 43, 52, 58, 60, 72, 79, 83, 84, 100, 103, 107, 108, 115, 116, 125, 127, 128, 133, 134, 135, 140, 141, 144, 145, 150, 158, 161, 162, 164, 166, 167, 168, 174, 180, 188, 189, 193, 194, 195, 200, 201, 202, 205, 207, 213, 215, 217, 218, 223, 225, 226, 229, 235, 236, 237
Amor, medicina milagrosa 48
Anatomy of an Illness as Perceived by the Patient 237
Anderson, Mary Rose 128
anestesia 47, 183, 200
animales 10, 12, 15, 17, 30, 49, 54, 126, 127, 128, 130, 131, 133, 134, 135, 136, 138, 139, 140, 166, 185, 197, 214
animales de servicio 131
apendicitis 91, 179

árboles, como símbolo 23, 32, 99, 101, 102, 122, 187, 226
arcoíris 72, 78, 88, 89, 101, 102, 107, 111, 116, 119, 230
armonía interior 10
arquetipos 43, 82
Asclepio (deidad griega) 38
asma 175, 217
Asociación Médica Holística Americana 142
autocompasión 189
autocuración 5, 17, 50, 69
autohipnosis 48
autorretrato 78, 97, 98, 103, 123
azul, simbolismo de 61, 83, 85, 88, 89, 90, 92, 96, 115, 121, 122, 199, 208, 209

B

Bach, Susan 24, 82, 83, 113
Baile de corazones 14, 64, 233, 235
Bengston, William 141
Bergman, Ingrid 150, 237
blanco, simbolismo de 12, 58, 68, 78, 83, 101, 104, 107, 123, 148, 185, 188, 228
Boo Boo 133
Braille 32, 234
«Brain on Night Shift, The» (Morrison) 53, 235
Breaking Down the Wall of Silence 73, 235
Bruce, Terry 155
Buddy 131, 134, 135, 137, 138, 139, 212, 221, 236
Buddy's Candle 134, 135, 212, 221, 236
budismo 33, 152
budismo zen 152
Burk, Miriam 130

C

caballos 118, 129
camino escogido por el corazón 12, 19,

29, 37, 38, 60, 65, 88, 89, 100, 101, 120, 121, 139, 152, 158, 162, 173, 194, 197, 200, 201, 202, 205, 216, 223, 227, 229, 231
Campbell, Joseph 34, 216, 219, 223, 234, 238
Campo, El 233
cáncer 16, 19, 21, 22, 25, 26, 27, 42, 48, 49, 50, 56, 57, 58, 59, 60, 61, 62, 68, 70, 71, 72, 73, 74, 77, 78, 80, 81, 84, 85, 92, 93, 94, 95, 98, 99, 109, 112, 113, 115, 117, 121, 126, 131, 141, 146, 163, 167, 172, 175, 185, 187, 189, 190, 193, 194, 195, 206
células, conocimientos almacenados en 10, 11, 14, 29, 30, 37, 112, 116, 117, 118, 127, 151
cerebro, lado izquierdo contra lado derecho 13, 14, 45, 46, 47, 53, 105, 126, 130, 146, 149, 164, 165, 170, 235
Chinmoy, Sri 223
ciclo de imágenes 16
circuncisión 92, 107
cirugía jungiana 17
cirujanos 20, 107
coincidencias 10, 135, 195
colores 17, 23, 33, 69, 78, 79, 82, 83, 85, 87, 88, 89, 90, 92, 93, 95, 99, 100, 101, 104, 106, 107, 111, 113, 116, 119, 123, 163, 188, 199, 207, 230
compasión 11, 39, 50
comunicación 11, 12, 14, 15, 24, 30, 31, 37, 63, 64, 67, 69, 84, 134, 135, 136, 137, 164, 210
comunicación celular 30, 37
conciencia 13, 18, 23, 24, 30, 32, 33, 54, 56, 59, 60, 61, 67, 80, 86, 99, 118, 130, 133, 134, 135, 143, 144, 151, 209, 211, 212, 221, 225, 230, 231
conejos 54
conocimiento 10, 11, 12, 14, 15, 19, 23, 50, 58, 59, 67, 69, 86, 90, 93, 223
consejeros 188
corazón en la mano, como símbolo 39
Corell, Gail 129
Corintios 215

correr iesgo 187, 194, 195
Cousins, Norman 149
CRADLE (consejos de educación) 168
Creighton, James 21
crianza 161, 163, 164, 168
crisis emocional 10
Crisp, Terri 131
crítico interior 170
Croce, Benedetto 225, 238
Croker, Betty 185
Croker, Fred 173
Cruces Ecuestres 129, 130
cuidado personal 206
cuidadores 207
culpa 77, 183, 187, 202, 222

D

Dalai Lama 223
Dante 223
de la risa, yoga 152
deporte 165
depresión 20, 34, 36, 37, 67, 104, 106, 125, 190
diabetes 217
diario 17, 58, 64, 66, 150, 169, 175, 176, 177, 190, 192, 207
dibujos espontáneos 11, 16, 23, 26, 67, 69, 73
dibujos prehistóricos 32
dieta 49, 71
Dios 13, 21, 32, 37, 38, 39, 48, 49, 50, 54, 58, 72, 73, 96, 108, 111, 112, 116, 133, 134, 139, 144, 147, 168, 173, 174, 175, 188, 195, 198, 200, 202, 204, 206, 218, 219, 221, 222, 223, 226, 230
«Divorcio» (poema; Siegel) 81, 98, 122, 158, 193
dormir 53, 60, 137, 141, 173, 182, 185, 207
dualidad 38

E

Eckhart, Meister 234
ejercicio 40, 46, 47, 51, 84, 127, 134, 151, 152, 153, 168

El libro de los milagros 56, 128, 235, 236
el pasado 81, 83, 96, 101, 118, 173
El poder del mito 34, 219, 234
emociones, exploración de 13, 25, 33, 43, 45, 55, 61, 62, 63, 68, 73, 74, 75, 83, 85, 88, 100, 109, 113, 118, 126, 136, 150, 151, 195
emociones, tasas de supervivencia 195
endorfinas 146, 190
energía benevolente 227, 228
Energy Cure, The 16, 233
enfermedad 9, 10, 14, 16, 18, 20, 21, 22, 23, 25, 31, 38, 39, 42, 46, 48, 49, 50, 52, 56, 69, 73, 76, 78, 80, 83, 88, 89, 93, 95, 98, 99, 113, 117, 118, 122, 125, 146, 149, 150, 162, 163, 164, 167, 175, 187, 189, 193, 200, 201, 203, 204, 206, 207, 217, 237
enfermedades respiratorias 74
enfermedad mental 189
enfoque mente-cuerpo-espíritu 27
Epicteto 223
EPOH 184
Erickson, Milton 181
escáner cerebral 47, 97
escáneres PET 47
escuchar 20, 85, 104, 127, 134, 147, 162, 163, 169, 174, 176, 177, 188, 197, 200, 206, 208, 210, 226
Escuela de Medicina de Harvard 20, 235
escuela de medicina Johns Hopkins 73
espiritualidad 69
espondilitis anquilosante 149
estrés 20, 21, 31, 55, 57, 59, 74, 129, 131, 132, 150, 161, 189
estrés postraumático 129, 131, 132
estructuras anatómicas 22, 58, 69
estudiantes de medicina 73, 93
experiencias cercanas a la muerte 16
experiencias de vidas pasadas 12, 223
expresión genética 13

F
Factores psicológicos, estrés y cáncer 21
familia 14, 20, 24, 29, 50, 62, 64, 68, 71, 74, 75, 76, 77, 78, 82, 84, 92, 95, 96, 97, 98, 99, 111, 115, 118, 119, 120, 121, 122, 123, 126, 131, 135, 145, 147, 153, 154, 156, 162, 163, 164, 169, 171, 174, 176, 179, 185, 203, 206, 207, 214, 230
felicidad 22, 88, 145, 149, 150, 170, 189, 225
«Felicidad» (poema Siegel) 145
Finding Your True Self 189
fingir 151, 154, 188
física cuántica 15
físicacuántica 15
Furphy 134, 135, 137, 138, 139
Furth, Gregg 24, 33, 83
futuro 54, 80, 81, 95, 96, 99, 101, 155, 228, 230

G
gatos 126, 127, 136, 137, 139, 155
George 143, 203, 206, 221
gestionar la ira 134
gestos de amabilidad 190
Getting Ready 72, 110
Getting Well Again 21, 233
Greenleaf Whittier, John 35
grupos de apoyo 60, 139, 172, 206, 207, 209
guías interiores 54, 70, 77, 223, 228
Gustav Jung, Carl 234

H
Harry el Encantador de Niños 128
hipertensión 126
hipoterapia 129
Hitchcock, Alfred 150
Hoffman, Susan 56
Holloway, Gillian 64
honestidad emocional 50, 168
horario 137
hormonas de vinculación 190
humor 26, 109, 111, 132, 137, 145, 147, 148, 149, 155, 156, 184
Hunter, Tom 173, 206
Hurst, Andrea 7, 57

I

I Ching 34, 35, 234
imaginería 31, 39, 45, 46, 47, 50, 51, 55, 64, 73, 117, 208
imaginería cerebral 47
inconsciente, el 67, 76, 118, 176, 235
inmortalidad 208, 217
intuición 23, 55, 71, 72, 76, 93, 94, 112, 125, 133, 196, 197, 230, 236

J

James, William 215
Jesús 6, 201, 223
jubilación 194
juego de palabras 110

K

Keller, Helen 89, 128, 176, 198
Kinkade, Amelia 133
Kirbey 129, 130
Kübler-Ross, Elizabeth 22, 23, 67, 68, 172, 213, 214, 235

L

Lao Tzu 188, 223, 237
La receta del doctor 17, 43, 52, 66, 86, 123, 127, 152, 192, 203, 214, 223
lenguaje de la creación y el alma 12
leucemia 24, 183
Life Paints Its Own Span 24, 83, 234, 235
lista de lectura 201, 224, 228
lo invisible 10, 13
los muertos 12
Love, Magic & Mudpies 168, 185

M

marrón, simbolismo de 78, 83, 90, 92, 102, 104, 107, 116
masaje 144, 216, 217, 218
mastectomía 20, 113, 190
materia 11, 16, 37, 226, 237
Matthews-Simonton, Stephanie 21
McTaggart, Lynne 14
médicos 10, 16, 20, 21, 26, 41, 42, 45, 50, 56, 57, 60, 67, 69, 70, 77, 83, 87, 94, 110, 113, 146, 166, 181, 196, 202, 218
meditación 11, 12, 16, 17, 21, 26, 34, 56, 140, 143, 152, 201
médium 133
memoria 19, 45, 85, 132, 215
mente abierta 10, 16, 80, 141, 144
miedo 31, 37, 39, 40, 52, 57, 60, 61, 62, 63, 70, 72, 74, 77, 94, 104, 109, 116, 127, 132, 134, 139, 141, 147, 149, 150, 151, 154, 175, 185, 187, 208
Miller, Alice 73
mitología 34, 219
mitología y religión 34, 219
Montagu, Ashley 218
Morrison, Adrian 53
muerte 10, 12, 16, 39, 40, 43, 61, 62, 67, 68, 77, 80, 81, 93, 113, 118, 119, 133, 134, 144, 154, 157, 166, 174, 175, 193, 194, 195, 205, 206, 207, 208, 210, 212, 213, 214, 221, 222, 223, 227

N

naranja 83, 88, 91, 95, 96, 101, 114
naturaleza 10, 13, 35, 68, 80, 99, 146, 171, 187, 188, 219, 220, 221, 226
negatividad 149
neurogénesis 13
niño interior 148
niños 20, 24, 43, 59, 71, 74, 78, 80, 81, 99, 107, 108, 113, 122, 130, 132, 139, 141, 155, 161, 162, 163, 164, 165, 166, 168, 170, 174, 182, 183, 212, 213, 218, 229
no, aprender a decir 192, 194
No Buddy Left Behind 131, 236
no localidad 15
números, como símbolos 41, 45, 76, 79, 82, 92, 120, 135

O

obstrucción intestinal 90
O'Keeffe, Georgia 236
On Death and Dying 67, 235
Operación Cachorros de Bagdad 131

operaciones 19, 72, 83, 94, 96, 97, 107, 111, 114, 116, 140, 147, 182, 199
optimismo 149
orientación 17, 50, 164, 168, 219, 228
Ottorino Respighi 208
oxitocina 126

P

paciente 19, 20, 21, 23, 24, 25, 39, 40, 42, 45, 47, 49, 50, 51, 55, 56, 57, 63, 67, 70, 71, 72, 73, 75, 76, 79, 80, 83, 84, 85, 87, 91, 92, 93, 94, 96, 99, 100, 110, 111, 112, 113, 114, 116, 117, 119, 121, 126, 127, 129, 130, 142, 144, 146, 150, 166, 175, 181, 182, 183, 201, 203, 206, 207, 208, 211, 213, 216, 217
Pacientes con Cáncer Excepcionales 17, 26
padres 74, 75, 77, 83, 84, 101, 107, 108, 113, 114, 118, 122, 123, 130, 153, 161, 162, 163, 164, 167, 169, 183, 186, 188, 198, 209, 212, 214
pájaros, simbolismo de 15, 35, 81, 95, 100, 208, 210
palabras 11, 12, 20, 32, 33, 37, 51, 52, 65, 70, 78, 87, 108, 109, 110, 113, 130, 143, 144, 148, 163, 164, 172, 176, 179, 180, 181, 182, 184, 185, 186, 187, 188, 189, 192, 210, 216, 217, 218, 219, 220, 223, 226, 228, 237
Paradoja 110, 184
parálisis 121, 129
Patton 131
pena 49, 53, 62, 73, 74, 146, 156, 168, 207, 208, 212
pensamientos suicidas 36
percepción 22, 38, 112, 151, 184, 218
personalidad 73, 74, 195, 202, 204, 216, 217
personas mayores 84, 153, 154, 168, 180
Pickles 140, 141
plantas, sabiduría interior de las 29
Platón 9, 233
práctica del mindfulness 34
preguntas importantes 10, 24, 53, 68, 78, 79, 132, 197, 204, 207, 214
presente, el 80, 81, 96, 119, 120
presión sanguínea 31
programas de doce pasos 171
psicología 24, 34, 125, 236
psicología jungiana 34
Psychobiology of Gene Expression, The 13
«Purple» 185
púrpura 77, 79, 80, 83, 85, 89, 95, 100, 101, 102, 106, 112, 113, 117, 118, 119, 207

Q

quimioterapia 9, 46, 49, 50, 59, 70, 71, 72, 94, 105, 109, 112, 113, 114, 115, 118, 183, 184, 190, 201
quiste ovárico 179

R

reeducación 169
Reiki 144
residencia 67, 180
respante 114
Respighi, Ottorino 208
respiración, centrarse en la 11, 52, 64, 146, 152, 153, 173
respuestas de supervivencia 14, 19, 21, 30, 33, 42, 43, 54, 74, 95, 101, 111, 121, 125, 127, 150, 171, 176, 186, 187, 195, 202, 203, 219
retos 17, 55, 171, 204
risa 16, 145, 146, 147, 148, 149, 150, 151, 152, 153, 154, 156, 157, 159, 188, 195, 206
Rock Me to Sleep 206, 237, 238
rojo 33, 81, 82, 83, 88, 90, 92, 93, 100, 101, 105, 111, 112, 117, 120, 163, 222
Rossi, Ernest 13
Rotella, Alexis 185
Rumi 223

S

Sampson 132, 133
Schweitzer, Albert 234

Secret World of Drawings, The 24, 33, 83, 234, 235
Selzer, Richard 22
señales 13, 30, 31, 37, 135, 158
señales de advertencia de Bobbie 158
separación 69, 162, 218
serpiente 38, 39, 149
Shaker 39
Shakespeare, William 156
Shaw, George Bernard 206
Siegel, Bobbie 236, 237
Siegel, Kit 111, 167
simbolismo 33, 38, 86, 94, 106, 121, 211
Simon 135
Simon (gato) 135
Simon (perro) 135
Simonton, Carl 21, 22
sincronización 195, 197
síndrome de Tourette 128
sistema inmunitario 72
Smudge Eliza-Bunny 136
soledad 75, 195
Somerset 220
Soñar despierto 220
Spring, Blake 196
Steiner, Rudolf 226
subconsciente 19, 23, 33, 50, 55, 59, 69, 70, 72, 74, 79, 82, 83, 84, 87, 91, 143, 226
sueños 11, 16, 23, 26, 34, 43, 53, 54, 55, 56, 57, 58, 59, 60, 62, 63, 64, 65, 66, 67, 68, 133, 223, 229, 233, 235
sugestión 183
Sullivan, Annie 128
Sylvia, Claire 14, 63

T
Talmud, El 66
teoría de los cuadrantes 81
Teresa, Madre 223
terminal 16, 141, 183, 185, 186, 194, 207

Test de Personalidad inmunocompetente 203, 204
Thayer, Cathy 59
The Hero's Journey 34, 234
The Language of Miracles 135, 236
The Meaning of Love 218
Thomas, Caroline 73
Thoreau, Henry David 223
toma de decisiones 17, 70, 85
Transiciones al final de la vida 205, 238
trasplante de médula ósea 94, 110, 111
trasplante de órganos 14
trastorno oposicional desafiante 128
tratamiento del cáncer 194
tratamiento, dibujos sobre 20, 21, 38, 39, 42, 46, 48, 49, 50, 58, 60, 69, 70, 71, 72, 73, 78, 79, 83, 94, 95, 105, 106, 109, 110, 111, 112, 113, 114, 115, 116, 117, 123, 126, 144, 146, 150, 183, 184, 194, 195, 206
triángulo, como símbolo 40

V
veladura, energía en la 226, 227
verde 31, 33, 80, 82, 83, 85, 88, 92, 99, 101, 113, 116, 121, 199
vergüenza 187, 197
vida auténtica 99, 162, 196
visualización 16, 26, 45, 46, 48, 49, 50, 51, 55, 68, 72, 73, 109, 110, 111, 117, 234
voces, oír 12, 63, 169, 213

W
Weinberg, Noah 233
Wells 31, 32
Worrall, Olga 142, 236

Y
yin/yang 218
yo espiritual 69, 220, 221
yoga 56, 152
yoga de la risa 152

Índice

Agradecimientos	7
Introducción. Las grandes cuestiones.	9
Capítulo 1. El despertar del doctor	19
Capítulo 2. Fuente, significado y validez de los símbolos. . . .	29
Capítulo 3. El poder de la visualización.	45
Capítulo 4. Los sueños: el taller creativo del cerebro	53
Capítulo 5. Los dibujos: cuando el consciente y el inconsciente no están de acuerdo	67
Capítulo 6. Interpretar los dibujos.	87
Capítulo 7. Animales, psicología e intuición	125
Capítulo 8. Ríe a carcajadas.	145
Capítulo 9. Finge hasta lograrlo.	161
Capítulo 10. Las palabras pueden curar o matar	179
Capítulo 11. Escoge la vida	193
Capítulo 12. Transiciones al final de la vida.	205
Capítulo 13. Espiritualidad: alimenta tu yo invisible	215
Epílogo. Los finales son comienzos	225
Notas	233
Índice analítico	239